병을 이기는 건강법은 따로 있다

木火土金水

오행을 살피면 몸의 병이 사라진다!

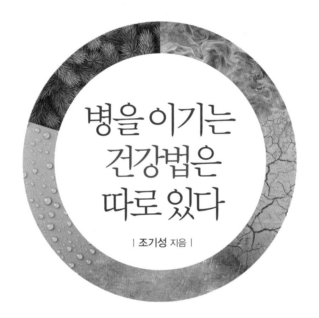

병을 이기는
건강법은
따로 있다

| 조기성 지음 |

siso

나에게는 세상 무엇보다 귀한 두 딸이 있다. 지금은 어느덧 대학생이 되어 학업에 정진하고 있지만 두 딸이 지금처럼 건강한 몸을 갖기까지는 순탄치 않은 과정이 있었다.

첫째 딸은 우리 부부가 결혼한 지 4년 만에 낳은 아주 고귀한 선물이었다. 결혼할 당시 아내와 나는 건강한 신체를 가진 젊은 부부였음에도 불구하고 결혼 후 좀처럼 임신 소식이 없었다. 나는 집안의 장손이었기에 부모님께서도 빨리 손주를 보길 기대하고 계셨고, 더군다나 나보다 2년 늦게 결혼한 4살 어린 막내 동생이 먼저 아들을 낳아 우리 부부는 더욱 초조함을 느꼈다. 지금도 많은 난임 부부가 발전된 의학의 도움을 받고 있지만, 당시 우리 부부가 난임 클리닉으로 강남의 유명한 P병원에서 검사를 해보았을 때는 특별한 원인이 발견되지 않았다. 병원의 권고대로 임신에 대한 노력을 해도 별 효과가 없었고 적잖은 실망을 안은 채 발길을 돌릴 수밖에 없었다.

그러던 차에 지금은 작고하신 故 김왕호 약사님을 만나게 되었다. 당시에는 약국에서도 한약을 많이 취급하고 있었기에 나는 김왕호 선생님의 기혈수(氣血水) 한방 강좌를 수강하던 중 아내와 함께 김왕호 선생님의 처방을 받게 되었다. 아내가 처음 접한 약은 십조탕(十棗湯, 꼭 확진이 있어야 쓰는 위험한 처방)이었는데 처음 1개월에 3회 복용을 하고 그 이후에는 6개월 정도 어혈제를 복용하는 처방이었다. 그렇게 한약을 복용한 후 부부가 함께 노력한 끝에 수개월 후 기쁜 임신 소식을 접할 수 있었다. 그 후 3년 터울로 둘째 딸을 얻게 되었는데 지금도 두 아이를 바라보고 있으면 우애가 얼마나 좋은지 질투심이 날 정도여서 아빠로서 참 뿌듯하고 보기가 좋다.

힘들게 얻은 두 아이였기에 늘 목욕탕에 갈 때면 두 딸을 데리고 다녔는데, 두 딸을 씻겨주고 반대로 아이들이 때 타올로 내 등을 밀어줄 때는 '세상에 이런 행복이 있을까' 싶을 만큼 좋았다. 둘째가 3살 때이던 어느 날도 평소처럼 목욕탕에 아이들을 데리고 다녀왔는데 그날 저녁부터 아이 얼굴에 빨간 발진이 생기기 시작하고 전신으로 퍼지더니 수개월 후에는 극심한 아토피가 생기고 말았다. 특히 팔다리와 목, 등이 심했는데 뒷목은 흡사 코끼리 등껍질(아내의 표현) 같았다. 한겨울에는 아토피가 더 심해져서 밤새 아이가 몸을 긁어낸 통에 아침이면 내복이 핏물로 물들 정도였다. 자기 전에 긁지 못하도록 아이 손을 붕대로 감아주기도 했지만 아이는 너무 가려워서 잠에서 깨어 몸을 긁으려고 울면서 발버둥을 쳤다. 그런 아이의 손을 붙들고 "아빠가 꼭 고쳐 줄게!" 하며 눈시울을 붉혔던 밤이 지금도 기억 속에 생생하다.

한의학 공부를 계속 하고 있었기 때문에 아이에게 한약을 꾸준히 먹였지만 증세가 단기간에 호전되지는 않았다. 이 책에서도 언급된 것처럼 피부와 대장과 폐장은 오행배당표에서 금(金)에 해당하므로 아이의 아토피 치료를 위해 대장과 폐장을 살리려는 우리 부부의 노력은 생활의 모든 부분으로 이어졌다. 전국에 좋다는 유명 온천은 다 다니고, 주말에는 폐장을 건강하게 하기 위해 산행을 했다. 대장을 건강하게 만들어 주려고 집밥 이외에는 절대 외식을 하지 않았다. 아이가 유치원에 갈 때는 꼭 따로 반찬을 싸주었고 한약과 체질요법에 따른 건강기능식품을 꾸준히 복용시켰다. 그렇게 2년 정도가 지나니 조금씩 피부가 좋아지기 시작했다. 3년 정도가 지나 우리 식구가 모처럼 외식을 하던 날 너무 좋아서 웃음이 가시지 않았던 첫째 딸의 얼굴이 지금도 눈에 선하다.

현재도 건강기능식품과 체질에 맞는 좋은 음식으로 피부 건강을 유지하고 있지만 사실 둘째 아이의 아토피가 생기게 된 원인은 나에게 있었다. 어려서부터 비염이 있었고 간장과 대장이 약했던 나는 둘째 아이를 임신할 당시 담배와 술, 장에 나쁜 음식들을 아무 생각 없이 섭취하고 있었다. 이제 와 생각해 보면 무모했던 젊은 시절의 향락에 대한 대가를 둘째 아이의 아토피로 치렀던 것이다.

어쩌면 첫째 아이를 얻기까지의 과정에서 느꼈던 한의학의 신비감과 둘째 아이의 아토피 치료 과정에서 느꼈던 먹을거리의 중요성, 대체의학에 대한 학문적 갈구, 체질에 대한 의구심 등이 약국을 운영하는 나에게는 환자를 대하는 중요한 전환점이 되었던 것 같다. 그런 의미에서 이 책은 30여 년 동안 약국에서 고객들을 대하며 음양오행론(陰陽五行論, five elements of the universe)을 인체에 적용하여 살펴보고, 상생(相生, inter promoting)과 상극(相剋, inter acting), 상승(相乘, over acting), 상모(相侮, counter acting) 관계를 파악하여 그 원리를 깊이 사유함으로써 기존의 서양의학적인 관점과 통합해 여러 가지 만성질환에 대한 효과적인 보완치료방법을 연구한 결과물이다.

특히 기존의 서적이나 한의학계에서도 심도 있게 다루지 않았던 상승, 상모 이론을 고찰해 봄으로써 동양의학과 보완대체의학을 깊이 있게 연구하는 이들에게 임상 현장에서 흔히 접하게 되는 만성질환을 이해하는 자료를 제공하고, 활용 가능한 새로운 접근방식을 제안해 보았다. 그래서 이 책은 동양의학사상을 통해 대체의학 체계에 맞는 치료 원칙을 세우고자 노력했으며 대체의학에 관심이 있는 비전문인은 물론 초보 약사, 한의사, 한약사분들에게 치료방법으로써 하나의 마중물이 되었으면 하는 바람이다. 부록에서는 꼭 병원의 검사 기계에 의해서만 병을 판단하는 것을 떠나 신체를 보고 병을 판단할 수 있는 나름대로의 기준을 마련해 보았다. 즉 미병(微病)을 보고 대병(大病)을 판단하는 기준이다.

또한 이 연구의 정확성을 높이기 위해 약국에 처방전을 가지고 오는 환자 중 만성질환을 가진 환자들을 자세히 관찰하며 나타나는 증후를 하나하나 살펴보고, 확인하고, 증명하고자 노력했다. 그러나 약사의 위치에서 환자를 살펴보는 데에는 한계가 있고, 의사, 한의사분들의 전문적인 진료 영역을 침범해서는 안 된다는 점도 잘 알기에 어디까지나 필자의 경험과 연구에 의한 보완대체의학으로써 받아들여지기를 바란다.

이 책을 집필하는 데 있어 많은 자료를 제공해 주고 기꺼이 멘토 역할을 해 주신 옵티마 체인 장현숙 대표와 책 속에 들어갈 그림을 내가 원하는 대로 잘 표현해 준 첫째 딸 조윤주, 약국 경영과 연구에 많은 힘이 되어준 약국 식구들에게 감사의 인사를 전한다.

조기성

|목차|

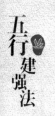

五行健强法

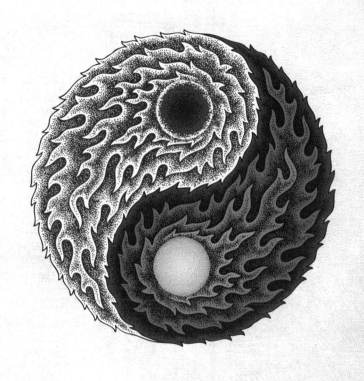

PART 1

자연의 조화로움 '오행' 이해하기

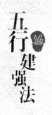

이 책의 기본 개념인 오행(五行) 사상은 중국 은상(殷商)시대에 기원을 두고 있으며
춘추시대까지만 해도 추상적인 철학적 개념이었으나 그 후 음양사상과 함께
동양의 모든 학문의 근거가 되었다. 그중 의학적 영역에서 오행을 체계화한 것이
가장 오래된 중국의 의학서인 『황제내경(黃帝内經)』[1]이다.
이 『황제내경』에서는 오행의 분류를 빌려 장부(臟腑), 경락(經絡), 병리(病理),
생리(生理) 간의 관계를 명시하고 오행의 상생, 상극 이론을 운용해 동양의학의 이치를
설명하고 있다. 특히 운기학설(運氣學說)에서는 상생, 상극 관계로써
인체의 각 조직 간의 조화로운 생리기능을 설명하고, 상승, 상모 관계로써
그 균형이 무너졌을 때 나타날 수 있는 병리현상을 설명하고 있다.
이것은 오장을 중심으로 한 '장상학(臟象學)'을 내경에서 완전한 이론체계로 수립하여
인체 질병의 발생 원인 및 치료법을 제시한 것인데, 이를 현대인들의 만성질환 예방과
치료의 보조적이고 대체적인 요법으로 접근시킬 수 있다.

---

1 내경(内經)이라고도 하며, 의학오경(醫學五經)의 하나이다. 중국 신화의 인물인 황제와 그의 신하이며 천하의
명의인 기백(岐伯)과의 의술에 관한 토론을 기록한 것이라 하나, 사실은 진한(秦漢)시대에 황제의 이름에 가탁
(假託)하여 저작한 것 같다. 이 책은 원래 18권으로 전반 9권은 소문(素問), 후반 9권은 영추(靈樞)로 구분된다.
소문은 천인합일설(天人合一說)·음양오행설(陰陽五行說) 등 자연학에 입각한 병리학설을 주로 하고 실제 치료
에 대한 기록은 적다. 영추는 침구(鍼灸)와 도인(導引) 등 물리요법을 상술하고 있으며, 약물요법에 대해서는 별
로 언급이 없다. 현존하는 내경으로는 당(唐)나라의 왕빙(王氷)이 주석(注釋)을 가한 24권본이 있으며, 이보다
앞서 수(隋)나라의 양상선(楊上善)이 편집한 『황제내경태소(黃帝内經太素)』 30권이 있었으나 소실되고 전해지
지는 않는다(두산백과).

음양이 뭐지? 오행은 뭘까?

음양이란?

　동양의학에서 음양(陰陽)은 우주 만물의 생성 요소이며 근본 원리이고 서로 반대되는 두 기운으로서 대자연 속에서는 '그림자와 빛'이라는 뜻이다. 빛이 있으면 그늘이 있고, 빛이 없으면 그림자도 없는 것처럼 빛과 그림자는 정반대의 성질을 가지면서도 전혀 떨어질 수 없는 양면성을 가지고 함께 존재한다. 아침에 동쪽에서 해가 뜨면 서쪽에 그림자가 지고 해가 한낮을 지나 서쪽으로 지는 석양 무렵에는 동쪽으로 그림자가 진다. 그러나 서쪽으로 진 그림자는 찬 기운을 가지고 있고 동쪽에 진 그림자는 따뜻한 기운을 가지므로 양(陽)의 시작인 아침과 음(陰)의 시작인 저녁(양의 끝자락)에 각각 상반되게 존재하는 것이 음양의 혼재함이다. 즉 양(陽) 속의 음(陰), 음(陰) 속의 양(陽)을 뜻한다.

　세상의 빛과 그림자의 근원은 태양과 지구이고 음양의 근원 역시 태양과 지구다. 그래서 자연에서는 빛과 어둠, 하늘과 땅, 해와 달, 여름과 겨울, 낮과 밤, 불과 물, 산과 바다, 위와 아래, 더움과 추움, 동(動)과 정(靜) 등이 있고, 인체에서는 남과 여, 정자와 난자, 뒤와 앞, 손등과 손바닥, 기와 혈, 좌와 우, 오장과 육부, 교감 신경과 부교감 신경, 세로토닌(serotonin)과 멜라토닌(melatonin)이 함께 존재한다.

이렇게 전혀 뗄 수 없는 음양의 관계는 함께 생성되고 소멸하며 상호 제약하는 관계이다. 예를 들어, 땅(陰)에 과실나무 씨앗(陽)을 심었다고 가정해 보자. 싹이 올라와서 자라기 시작할 때 뿌리(陰)도 함께 자라야 싹(陽)도 크게 자라고, 꽃(陽)을 피웠을 때는 꽃을 적당한 때에 솎아주어야 나중에 크고 좋은 과실(陰)이 만들어지는 이치다.

인체의 생리적인 면에서 양음은 각각 물질(이-理, 눈에 보이고 만질 수 있는 것)과 에너지(기-氣, 눈에 보이지 않고 만질 수 없는 것)로 구분할 수 있는데, 이것은 별개의 것이 아니라 서로 상대의 존재에 의존하며 상호 제약과 협조 작용으로 음양의 균형을 유지한다.

음양과 오행의 탄생

무극(無極)[2]

→ **태극(太極)[3]**

→ **음양(陰陽)** | 양(陽), 음(陰)

→ **사상(四象)** | 태양(太陽), 소음(小陰), 태음(太陰), 소양(小陽)

→ **오행(五行)** | 목(木), 화(火), 토(土), 금(金), 수(水)

음양과 오행은 이런 과정을 통해 생겨나는데 특히 오행은 우주를 구성하고 움직이는 다섯 가지 기운으로, 음양(陰陽)의 변화가 한 단계 더 세분화되어 나타난 것이다. 즉 오행(五行)에서의 '오(五)'는 자연계를 이루는 다섯 가지 기본 속성인 목(木), 화(火), 토(土), 금(金), 수(水)이고, '행(行)'은 '운(運)'이라고도 해서 물질이 움직이고 행동하여 다른 것을 활동하게 한다는 의미를 담고 있다. 고정불변한 것이 아니라 모이고 흩어지며 순환하여 변화하는 것이다. 이 내용을 그림으로 정리해 보면 다음과 같다.

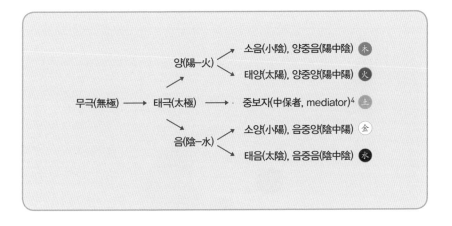

---

2 만물이 생긴 근원이라고 보는 본체. 하늘과 땅이 아직 나누어지기 이전, 세상 만물이 생기는 근원이 되는 것. 太極圖說(태극도설)

3 우주의 본체(本體). 천지(天地)가 아직 열리지 않고 음양(陰陽)의 2기(二氣)가 나누어져 있지 않을 때 단 하나의 존재. 주역(周易)에서 처음 이 개념이 등장했고, 송(宋)대 주염계(周濂溪)의 태극도설(太極圖說)에서는 '태극→음양→오행→만물'(太極→陰陽→五行→萬物)이 되어 자연철학의 체계로 정리된 구조가 되었다(철학사전).

4 서로 대립 또는 적대관계에 있는 사이에서 화해와 일치를 얻게 하는 자로, 목(木), 화(火), 금(金), 수(水) 4개의 기가 구체적으로 활동하는 장소를 의미한다. 이로써 목(木), 화(火), 토(土), 금(金), 수(水)의 다섯 계통으로 이루어진 통일체를 형성한다(『우주와 인체의 생성원리』, 고바야시 산고 지음).

자연에서 예를 들어 보자. 나무가 본체인 태극이라고 가정한다면, 그 뿌리와 줄기는 음양이라 할 수 있고 철따라 변하는 나무와 잎의 변화는 오행이라 볼 수 있다. 음양이론이 음과 양이라는 두 개의 현상의 대립과 통일, 쇠(衰)하고 성(盛)해지는 과정에서 일어나는 우주의 현상을 설명하는 것이라면, 오행이론은 목(木), 화(火), 토(土), 금(金), 수(水) 다섯 가지 요소의 연쇄적 상호관계로 인한 우주의 유기적인 순환으로써 만물의 생성, 소멸을 설명하는 것이라 할 수 있다.

또한 태극은 정지한 것이 아니라 음에서 양으로 양에서 음으로 거대한 원을 그리면서 순환한다. 이것이 목(木), 화(火)에서는 양의 운동으로 움직이다가 금(金), 수(水)에서는 음의 운동으로 변화한다. 토(土)는 목(木), 화(火), 금(金), 수(水) 네 개의 행이 활동하는 장소를 말하는데 아래 그림에서는 원형의 그림 자체가 토(土)인 것이다. 따라서 목(木), 화(火), 토(土), 금(金), 수(水) 오행의 통일체가 형성되는 것이다.

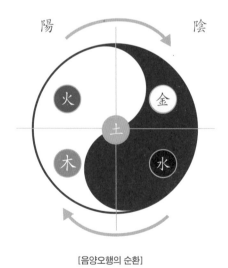

[음양오행의 순환]

오행이 나타내는 성질

○
●

☯

동양의학에서 오행은 저마다 고유한 특성을 가지고 있는데 먼저 각 오행이 의미하는 바와 각 오행이 가진 이치 및 성질을 살펴보자.

　음양이 서로 대립된 개체라면, 오행은 순환·반복하는 자연의 원리를 담고 있다. 먼저 오행은 목(木)으로부터 출발하여 木(발산)→ 火(상승)→ 土(중간)→ 金(수렴)→ 水(하강)의 방향으로 서서히 상승했다가 서서히 하강하여 순환·반복하게 된다.

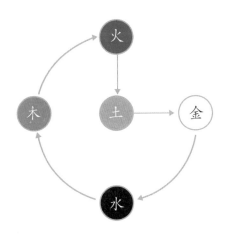

[오행의 순환]

목(木)

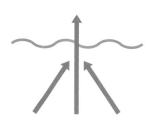

순환의 출발을 의미하며, 팽창의 과정에서 한 방향으로 뚫고 나온 힘을 목(木)이라 하는데 부드럽고 잘 소통하며 곧게 뻗어 나가는 특성을 가졌다. 따뜻하고 생기가 충만한 기운으로 구불구불하게 쭉쭉 뻗어 올라가는 곡직(曲直, 굽은 것과 곧은 것으로 땅에서 싹이 나오고 수목이 성장하는 형태), 성장, 승발(昇發)을 뜻한다. 계절로는 봄, 인생에서는 유년기에 비유한다.

화(火)

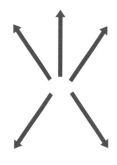

뚫고 나온 힘이 올라가면서 사방팔방으로 확산하고 흩어지는 힘을 화(火)라 하는데, 우리가 불을 떠올리면 쉽게 이해할 수 있듯 기본 성질이 뜨겁고 작열하며 위로 활활 타오르는 모습이다. 밝고 더운 기운이 팽배하여 만물이 무성하게 성장함을 의미하고, 나무에서는 줄기와 가지가 잎사귀로 분열되고 흩어지는 모습이다. 계절로는 여름, 인생에서는 청년기에 비유한다.

토(土)

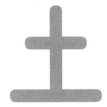

토(土)는 목(木), 화(火), 금(金), 수(水)의 변화가 순조롭게 이루어지도록 중재하는 역할을 한다. 물질을 보살펴 자라게 하고 성질이 온후하다. 어머니와 같아서 모든 계절을 관장하고 모든 것이 더 이상 분열하지 않고 정지해 있는 중간 상태를 유지한다. 계절로는 여름철의 장마 때이고, 인생에서는 중년기에 비유한다.

자연에서 흙은 미생물과 효소에 의해 나쁜 물질을 해독하는 정화작용을 하는데, 예를 들어, 고여 있는 연못의 물이 항상 깨끗한 이유는 연못 바닥의 흙이 늘 정화작용을 하기 때문이다.

금(金)

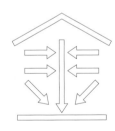

올라가던 기운이 한없이 흩어져 더 이상 흩어질 수 없는 상태가 되면 힘을 모으기 시작하는데 이것이 금(金)이다. 차갑고 단단하며 날카롭고 불에 녹을 수 있는 성질을 가진다.

가을에는 금기(金氣)가 왕성하여 흩어지고 솟구치는 양기를 눌러 수렴하며 안으로 거두는 작용을 하는데 이는 목(木)의 기운과는 정반대이다. 인생에서는 장년기를 의미한다.

수(水)

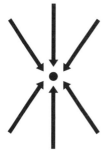

이렇게 모은 힘을 응고시켜 한 점으로 통일시키고 저장하는 과정이 수(水)다. 차고 다른 물질을 습윤시키는 성질이 있으며 높은 데에서 낮은 데로 흐르는 성질을 가진다. 겨울에 차갑고, 사방의 기운이 응축되어 양기가 완전히 압축되며 고요해지는 모습이다. 인생에서는 노년기를 의미한다.

오행(五行)	사계절	하루	인생	나무
木	봄	태양이 떠오르는 동틀 녘	유년기	잎
火	여름	태양이 떠올라 있는 한낮	청년기	꽃
土	장마(長夏)	태양이 지는 석양 무렵의 황혼	중년기	줄기
金	가을	태양이 지고 어둠이 깔리는 시기	장년기	열매
水	겨울	한밤중의 어두운 시기	노년기	뿌리

[자연과 오행]

· 잠시 쉬어가기 ·

오행이 있어야
밥을 지을 수 있다!

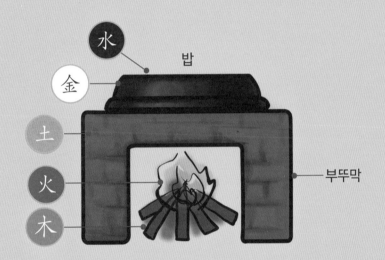

오행의 상호작용

오행의 다섯 가지 기운은 그중 어느 한 기운이 모자라거나 지나치지 않도록 서로 살려 주기도 하고 제약하기도 하면서 균형을 이루는데, 그러기 위해서는 고정 불변이 아니라 끊임없이 운동을 하며 상생(相生), 상극(相剋)의 관계를 이룬다. 여기서 상생은 어느 한쪽이 다른 한쪽을 돕는 관계를 말하며, 상극은 한쪽이 다른 한쪽을 억제하거나 과다한 부분을 통제하여 다시 조화로움을 찾아주는 관계를 말한다. 두 가지 모두 정상적인 변화의 관계이다.

이처럼 상생과 상극은 자연계에 나타나는 모든 현상의 기본 법칙이다. 자연계는 사물 상호간에 상생, 상극 관계를 통해 생태를 유지할 수 있고, 인체도 생리적 평형을 유지할 수 있는 것이며, 이 관계가 넘치거나 모자라 조화되지 않으면 평형이 깨져 이상 현상이 나타나게 된다. 즉 오행의 각 행은 상생과 상극 작용을 동시에 수행하므로 상생 중에는 상극이 포함되어 있다. 마치 자동차의 브레이크와 액셀처럼 서로 공존하는 것이기에 상생만으로도 살 수 없고 상극만으로도 살

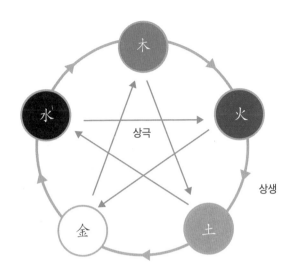

[오행의 상생, 상극 관계]

수 없다. 이렇게 하여 서로 견제와 조화를 이루며 정상적이고 생리적 (生理的)인 관계를 유지한다.

하지만 이러한 오행의 작용이 틀어져 비정상적인 관계가 생길 수 있는데, 상극 관계에서 비롯하는 상승(相乘) 관계, 상모(相侮) 관계가 이에 해당한다. 상승, 상모는 다 같이 오행의 어느 하나가 편승(偏勝, 음과 양 가운데에서 어느 한쪽이 왕성해진 것)되거나 편쇠(偏衰, 음과 양 중에서 어느 한쪽이 쇠약해진 것)되어 불균형이 생겼을 때 발생한다.

오행의 상생(相生) 관계

상생 관계의 그림을 보면 화살표가 시계 방향으로 돌아가는데, 이것은 화살표가 가리키는 방향대로 어느 한 물질이 다른 하나의 물질을 발생시키고 부추기는 모습이다. 마치 어머니와 아이의 관계를 연상케 한다. 이렇듯 상생은 겨울이 가면 봄이 오듯 영원히 지켜지고 반복되는 대자연의 진리다.

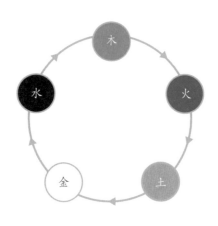

[오행의 상생 관계]

목생화(木生火) | 목(木)이 화(火)를 살리는 것인데, 자연에서 나무는 자신을 불태워 불을 일으킨다.

화생토(火生土) | 화(火)가 토(土)를 살리는 것인데, 모든 것이 타면 재가 되고, 그 재는 흙(土)이 되므로 불은 흙을 만든다.

토생금(土生金) | 토(土)가 금(金)을 살리는 것인데, 흙은 굳어서 광물질을 생성시키므로 흙(土)에서 쇠(金)가 만들어진다고 볼 수 있다. 흙 속에서 광물, 금, 다이아몬드 등이 나온다.

금생수(金生水) | 금(金)이 수(水)를 살리는 것인데, 좋은 금속 성분이 많은 바위틈에서 좋은 약수(藥水)가 나오듯이 금(金)은 물을 생(生)하는 것이다. 따라서 미네랄이 많이 녹아 있어야 좋은 물이 되며 정수된 물은 미네랄이 없는 죽은 물이다.

수생목(水生木) | 수(水)가 목(木)을 살리는 것인데, 물(水)은 나무(木)에 영양을 공급해 생장을 돕는다. 물(水)은 음이고 나무(木)는 양이기도 한데, 양의 기운은 음에서 나온다. 이는 마치 밭에 씨를 뿌리면 싹이 나오는 자연 현상과도 같다.

그러나 상생도 지나치면 오히려 받는 쪽에서 감당하지 못할 때가 있는데, 많이 생(生)한다고 해서 모두 좋은 것은 아니다.

- 목생화(木生火)에서 약한 불(火)에 너무 많은 나무(木)를 넣으면 불이 꺼져버린다.
- 화생토(火生土)에서 불(火)이 너무 많으면 땅(土)이 메말라 버린다.
- 토생금(土生金)에서 흙(土)이 너무 많으면 쇠(金)가 땅(土)속 깊숙

이 묻혀서 세상으로 나오지 못해 녹슬어 버린다.

● 금생수(金生水)에서 쇠(金)가 너무 많으면 금속 물질 등이 너무 많이 물(水)에 흘러들어 가서 물이 탁해진다.

● 수생목(水生木)에서 물(水)이 너무 많으면 나무뿌리(木)가 썩어 나무가 죽게 된다.

또한 상생 관계의 역전으로 주는 쪽(모, 母)이 위축되기도 한다.

● 목생화(木生火)에서 불이 너무 세면 나무가 다 타버린다.

● 화생토(火生土)에서 흙이 너무 많으면 불이 꺼진다.

● 토생금(土生金)에서 광물이 너무 많으면 땅이 메말라 버린다.

● 금생수(金生水)에서 물이 너무 많으면 금속이 없는 것과 같다.

● 수생목(水生木)에서 나무가 너무 많으면 물이 말라 버린다.

오행의 상극(相剋) 관계

상극은 오행의 관계에서 한 칸씩 건너뛰어 제약하는 관계를 말하는 데, 일방적으로 지배하기도 하지만 과다한 부분을 억제하고 통제하는 일종의 제어 작용도 한다. 즉 극(剋)은 해치는 것(殺)이 아니라 극하는 대상을 적절히 조절하여 만물을 튼튼하게 하는 역할을 한다.

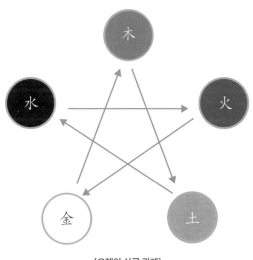

[오행의 상극 관계]

목극토(木剋土) | 목(木)이 토(土)를 지배한다는 의미로, 자연에서 보면 나무(木)는 흙(土)에 뿌리를 내리고 흙이 지닌 영양분을 빼앗아 성장한다. 하지만 땅(土)이 굳어 쓸모없어지는 것을 방지하고 토양(土)이 비나 바람에 의해 유실되지 않도록 나무뿌리(木)를 단단히 잡아주는 역할을 한다.

토극수(土剋水) | 토(土)가 수(水)를 지배한다는 의미로, 흙(土)은 물(水)을 흡수한다. 하지만 흙(土)으로 물웅덩이(水)를 메우거나 제방을 쌓아 물길(水)을 만들어 홍수를 방지하고, 물의 흐름을 조절하기도 한다. 흙과 함께 있는 호수의 물은 동식물을 살게 하지만 수영장의 물은 이끼만 키운다.

수극화(水剋火) | 수(水)가 화(火)를 지배한다는 의미로, 물(水)은 활활 타오르는 불(火)을 순식간에 꺼버린다. 그러나 적당한 수분은 타오르는 불을 조절하여 제어할 수 있다.

화극금(火剋金) | 화(火)가 금(金)을 지배한다는 의미로, 불(火)은 쇠(金)를 녹여버린다. 하지만 쇠(金)를 불(火)에 달군 뒤에 두들겨서 마음대로 그 모양을 변화시킬 수 있으므로 쇠를 도구로 쓰기 위해서는 불(火)의 도움이 필요하다.

금극목(金剋木) | 금(金)이 목(木)을 지배한다는 의미로, 도끼나 톱 등 금속 도구는 나무를 베거나 조각내므로 쇠(金)는 나무(木)를 이긴다. 그러나 나무(木)는 쇠(金)에 의해 다듬어져 실용적인 도구로 바뀔 수 있으므로 쇠의 도움이 필요하다.

오행의 승모(乘侮) 관계

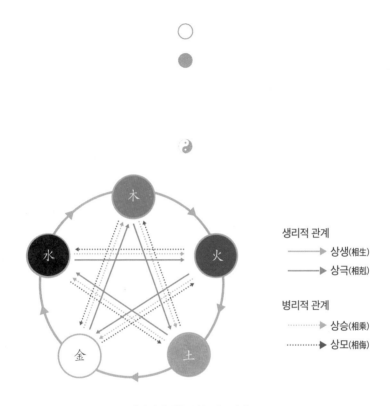

[오행의 상생, 상극, 상승, 상모 관계]

오행의 승모(乘侮)는 '오행의 상승(相乘)과 상모(相侮)'를 말한다. 이와
같은 관계는 정상적인 상극(相剋) 관계가 파괴되어 나타나는 비정상
적인 관계이다.

상승(相乘)의 승(乘)은 유리한 기회를 이용하여 습격한다는 뜻이고,
상모(相侮)의 모(侮)는 업신여긴다는 뜻이다. 즉 오행의 상승은 상극

관계에서 제약하는 쪽이 제약을 받는 쪽을 평소보다 더 세게 제약하는 것을 말하며, 상모는 제약을 받던 쪽이 제약하던 쪽을 반대로 제약하는 것을 말한다. 이는 모두 정상적인 제약의 한계를 벗어나는 것이며, 우리 몸에서 상승, 상모 작용은 정상적인 생리활동에서 벗어나 질병을 일으키는 원인이 된다. 다시 말하자면, 이는 오행 간의 평형이 파괴되는 상극 관계에만 나타나는 것으로 상승은 지나치게 극하는 것이고, 상모는 역으로 극을 당하게 되는 현상이다. 예를 들어, 토(土)는 정상적인 조건에서는 목극토(木剋土)로써 목(木)에 의하여 제약을 받고 토극수(土剋水)로써 수(水)를 제약한다.

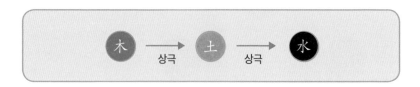

그러나 토(土)가 비정상적으로 편승되거나 편쇠되어 정상적인 관계가 파괴되면 상승, 상모의 관계에 놓인다. 즉 토(土)가 편승되면 토(土)는 수(水)에 대해서는 상승하고, 목(木)에 대해서는 반대로 제약하는 상모 관계에 놓인다.

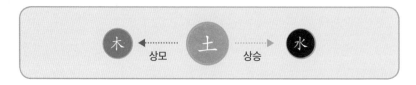

반대로 토(土)가 편쇠되면 목(木)은 토(土)에 대하여 상승하고, 수(水)는 토(土)에 대하여 상모하는 관계에 놓인다.

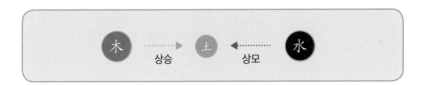

상승 관계

오행의 균형이 깨지고 상극이 너무 강해지는 현상으로 극(剋)의 가중
(加重), 과극(過剋)을 의미하며 올라타서 뭉갠다는 뜻이다.

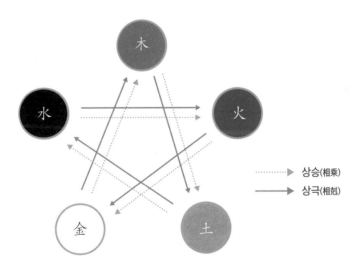

[오행의 상승 관계]

　이러한 상승은 상태에 따라 태과(太過)와 불급(不及)으로 나눌 수
있는데, 태과(太過)는 극하는 쪽의 힘이 너무 강해서 상대를 지나치게
억제하여 일어나는 현상이다.

목승토(木乘土) | 목(木)이 지나치게 강해 토(土)가 더욱더 위축되어 약해진 상태다. 땅(土)은 좁은데 나무가 너무 많으면 목(木)이 토(土)를 해치게 되는 것이다.

토승수(土乘水) | 토(土)가 지나치게 강해 수(水)가 더욱더 위축되어 약해진 상태다. 흙이 너무 많고 물이 없으면 사막이 되므로 생명이 살 수 없게 된다.

수승화(水乘火) | 수(水)가 지나치게 강해 화(火)가 더욱더 위축되어 약해진 상태다. 물이 너무 많으면 불이 다 꺼진다.

화승금(火乘金) | 화(火)가 지나치게 강해 금(金)이 더욱더 위축되어 약해진 상태다. 불이 너무 강하면 쇠를 연장으로 만들지 못하고 다 녹여 버린다.

금승목(金乘木) | 금(金)이 지나치게 강해 목(木)이 더욱더 위축되어 약해진 상태이다. 도끼 등 금속 연장이 너무 많으면 나무가 모두 베어져 없어지고 만다. 자갈밭에서는 나무가 살기 힘들다.

불급(不及)은 극을 받는 쪽의 힘이 너무 약하고 부족해 억제 과정을 이기지 못하는 것이다.

토허목승(土虛木乘) | 목극토(木剋土)가 정상이지만 토(土)가 너무 약하여 상대적으로 목(木)의 힘이 더욱 강해져서 토(土)가 더욱더 약해지는 것이다.

수허토승(水虛土乘) | 토극수(土剋水)가 정상이지만 수(水)가 너무 약하여 상대적으로 토(土)의 힘이 더욱 강해져서 수(水)가 더욱더 약해

지는 것이다.

화허수승(火虛水乘) | 수극화(水剋火)가 정상이지만 화(火)가 너무 약하여 상대적으로 수(水)의 힘이 더욱 강해져서 화(火)가 더욱더 약해지는 것이다.

금허화승(金虛火乘) | 화극금(火剋金)이 정상이지만 금(金)이 너무 약하여 상대적으로 화(火)의 힘이 더욱 강해져서 금(金)이 더욱더 약해지는 것이다.

목허금승(木虛金乘) | 금극목(金剋木)이 정상이지만 목(木)이 너무 약하여 상대적으로 금(金)의 힘이 더욱 강해져서 목(木)이 더욱더 약해지는 것이다.

상모 관계

그림에서 화살표가 상극과 반대로 되어 있듯이 상승의 반대 현상

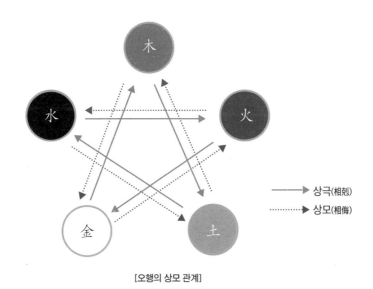

[오행의 상모 관계]

을 나타내는 것이 상모이며, 오행 간의 하극상을 나타내는 관계이다. 즉 오행 간에 극을 당할 상대가 거꾸로 극을 가하는 것(깔봄, 업신여김)을 의미한다. 이러한 상모 역시 상태에 따라 두 가지로 나눌 수 있는데, 첫 번째는 극을 받는 쪽이 너무 강해 역공격을 받는 경우이다.

토모목(土侮木) | 목극토(木剋土)에서 토(土)가 너무 강하여 반대로 목(木)을 극하는 것인데 예를 들어, 땅속에 씨앗이 너무 깊이 묻혀서 싹을 트지 못하는 경우다.

수모토(水侮土) | 토극수(土剋水)에서 수(水)가 너무 강하여 반대로 토(土)를 극하는 것인데 예를 들어, 장마 때와 같이 물이 너무 많으면 흙이 씻겨 내려간다.

화모수(火侮水) | 수극화(水剋火)에서 화(火)가 너무 강하여 반대로 수(水)를 극하는 것인데 예를 들어, 사막과 같이 너무 뜨거운 곳에서는 물이 없어진다.

금모화(金侮火) | 화극금(火剋金)에서 금(金)이 너무 강하여 반대로 수(火)를 극하는 것인데 예를 들어, 금속이 너무 많으면 불을 꺼뜨린다.

목모금(木侮金) | 금극목(金剋木)에서 목(木)이 너무 강하여 반대로 금(金)을 극하는 것인데 예를 들어, 나무가 지나치게 굵고 거칠면 도끼나 톱날이 망가진다.

두 번째는 극을 하는 쪽이 약해 극을 하지 못하고 되레 수모를 당하는 경우다.

토모목(土侮木) | 목극토(木剋土)에서 목(木)이 약하여 토(土)에 극을 당하는 것인데 씨앗이 약하여 땅을 뚫고 나오지 못하는 것이다.

수모토(水侮土) | 토극수(土剋水)에서 토(土)가 약하여 수(水)에 극을 당하는 것인데 흙으로 쌓은 제방이 약해져 물에 씻겨 내려가는 격이다.

화모수(火侮水) | 수극화(水剋火)에서 수(水)가 약하여 화(火)에 극을 당하는 것인데 물이 부족하여 불에 마르는 것이다.

금모화(金侮火) | 화극금(火剋金)에서 화(火)가 약하여 금(金)에 극을 당하는 것인데 성냥불로 쇠를 녹이지 못하는 것과 같다.

목모금(木侮金) | 금극목(金剋木)에서 금(金)이 약하여 목(木)에 극을 당하는 것인데 녹이 슬어서 끝이 무뎌진 도끼로는 나무를 자르지 못하는 격이다.

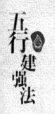

五行健強法

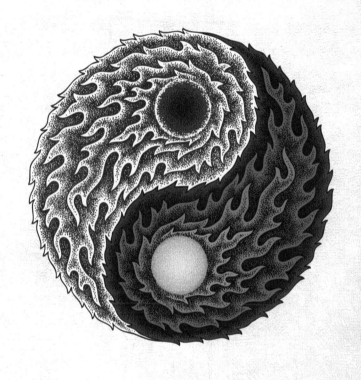

PART 2

'음양오행'을 알면 질병을 이긴다

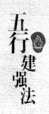

五行建强法

이 책에서 다루는 내용은
'보완대체의학(complementary and alternative medicine)' 이라는
개념에 속하는 영역으로, 특히 동양의학적 이론에 근거한 접근법이다.
동양의학에서는 인체의 생화학 반응이나 물리적 운동이
음양오행이라는 기본 원리에 의하여 유기적으로 정돈된 상태에서 작용된다고 보는
전체관(全體觀)이 있으나, 서양의학에서는 생명 활동이 이루어지는 과정을
해부학적 방법에 기초해 귀납적(歸納的)으로 인식한다.
이처럼 동양의학은 인체의 부분적 구조나 기능을 인식하지 못하는 단점이 있지만,
전신적 생화학 반응과 물리적 작용에 대해 현대 생리학이 알지 못하는
많은 부분을 설명해 주기도 한다.

음양과 오행으로 우리의 몸을 이해한다

동양철학에 따르면 우주(宇宙)의 모든 만물은 오행(五行)의 변화에 따라 상대적 평형을 유지하면서 끊임없이 생성과 소멸을 반복한다. 오행은 음양과 함께 동양철학사상의 근간을 이루는데, 동양의학은 인체 조직을 소우주(小宇宙)라 전제하고 음양오행사상을 인체에 적용했다. 이러한 인식 체계는 오래된 한의학 이론서인 『황제내경』에서 의학적 해석 방법으로 음양오행설을 빌려 적용한 것에서도 확인된다. 음양오행은 처음부터 의학적 이론체계를 세우기 위해 고안된 것은 아니지만 옛사람들은 인체를 우주와 유사한 유기체(有機體)라 여기고, 이러한 인체 기관의 활동과 상호작용이 마치 음양의 조화와 오행의 상생, 상극의 이치와 동일할 것이라고 생각했다.

이렇듯 인체의 생리, 병리현상을 진단하고 치료법과 약물을 찾아내는 동양의학의 자연관과 방법론에 음양오행설이 쓰였다. 인체 안에서 음양의 균형이 깨졌다는 사실은 곧 질병의 발생을 예고하는 것이며, 음양의 과다(過多)나 또는 부족이 발생하지 않도록 바로잡아 조화를 이루게 하는 것이 곧 질병의 치료이다. 이를 위해 인체를 체질에 따라 구분하고, 질병의 증세와 약의 성질을 모두 음양으로 구별하여 음양의 균형에 맞도록 치료해야 한다. 즉 양(陽)적인 질병은 음(陰)적인 약이나 치료법으로, 음(陰)적인 질병은 양(陽)적인 약이나 치료법으로 상호 균형을 맞춰주는 것이다. 이런 점을 보면 집중식 부분적 치료를 하는 서양의학과는 달리, 동양의학에서는 인체의 평형을 맞추는 것에 중점을 두어 치료하는 것이라 볼 수 있다.

인체의 오행은 오장(五臟)이다. 동양의학에서 오행론은 몸에 있는 각 장기 간에 서로 그 기능을 상승시키거나 제약하는 관계를 설명하고, 질병의 발생과 경과 과정에서 그들 사이의 상호 연계를 설명하는데 적용되어 왔다. 물론 인간의 복잡한 해부, 생리, 병리적 과정을 오행 이론에 맞추어 모두 기계적으로 공식화하여 설명할 수는 없다. 그러므로 당연히 옳은 비판적 입장에서 오행설을 이해해야 하며, 또한 동양의학에서 쓸모 있고 우수한 내용들만을 추려서 현대 과학적으로 밝혀내고 그것을 발전시키기 위해 힘써야 할 것이다.

자연과 인체는 오행으로 나뉜다

대우주의 원리이자 자연 질서의 틀인 음양오행을 소우주인 인간의 장부에 적용하여 오장과 육부로 나누며, 각 장기는 음과 양에 속한다. 몸 깊숙이 있는 것을 음으로 보아 오장인 간장, 심장, 비장, 폐장, 신장이 이에 속하고, 오장보다 바깥에 있는 육부인 쓸개, 위, 대장, 소장, 방광, 삼초(三焦)가 양에 속한다. 오장은 형상, 색깔, 위치에 따라 목(木), 화(火), 토(土), 금(金), 수(水)로 분류한다.

오장 육부는 일차적으로 음양의 원리에 따라 우리 몸속에서 각기 짝을 이루고 있지만, 음은 음끼리 양은 양끼리 서로 조화를 이루는 것이 오행의 원리다. 이러한 오장에 병이 생기면 그것은 반드시 몸 표면에 나타나며 질병의 변화는 오행의 상생과 상극에 따라 예측하고 억제할 수 있다. 즉 치료 원칙과 방법을 확정할 수 있다는 뜻이다.

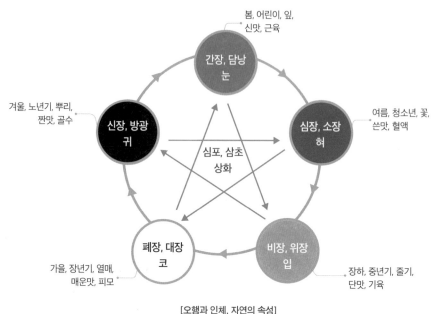

봄, 어린이, 잎,
신맛, 근육

간장, 담낭
눈

심장, 소장
혀

여름, 청소년, 꽃,
쓴맛, 혈액

신장, 방광
귀

겨울, 노년기, 뿌리,
짠맛, 골수

심포, 삼초
상화

폐장, 대장
코

가을, 장년기, 열매,
매운맛, 피모

비장, 위장
입

장하, 중년기, 줄기,
단맛, 기육

[오행과 인체, 자연의 속성]

오행배당표(五行配當表)에 따른 인체의 오행 분류

동양의학에서 오장은 오행과 연결됨에 따라서 인체는 필연적으로 인체 밖의 외부 환경인 자연계와 관련이 있을 수밖에 없다. 따라서 인체의 생리 변화와 자연환경 간의 연관성을 전체적으로 파악할 수 있고, 각 장기의 속성과 자연에 내재되어 있는 요소들과의 관계를 오행배당표를 통해 설명할 수 있다.

[오행배당표]

오행(五行)	목(木)	화(火)	토(土)	금(金)	수(水)
1) 오계(五季)	봄[春]	여름[夏]	장마[長夏]	가을[秋]	겨울[冬]
2) 오기(五氣)	풍(風)	열(熱)	습(濕)	조(燥)	한(寒)
3) 오색(五色)	청(靑)	적(赤)	황(黃)	백(白)	흑(黑)
4) 오미(五味)	신맛[酸]	쓴맛[苦]	단맛[甘]	매운맛[辛]	짠맛[鹽]
5) 육장(六臟)	간(肝)	심(心) 심포(心包)	비(脾)	폐(肺)	신(腎)
6) 육부(六腑)	담(膽)	소장(小腸) 삼초(三焦)	위(胃)	대장(大腸)	방광(膀胱)
7) 오규(五竅)	눈[目,眼]	혀[舌]	입[口]	코[鼻]	귀[耳]
8) 오주(五主)	힘줄[筋腱]	피[血]	기육(肌肉)	피모(皮毛)	골수(骨髓)
9) 오지(五志)	노(怒)	희(喜)	사(思)	우(憂),비(悲)	공(恐)
10) 오성(五聲)	외침[呼]	웃음[笑]	노래[歌]	곡(哭)	신음[呻]
11) 오화(五華)	손발톱[爪甲]	얼굴[面]	입술[脣]	모(毛)	발(髮)
12) 오로(五勞)	걷기[行]	보기[視]	앉기[坐]	눕기[臥]	서기[立]
13) 오액(五液)	눈물[淚]	땀[汗]	침[涎]	콧물[涕]	침[唾]
14) 오변(五變)	악(握)	우(憂)	얼[噦]	해(咳)	율(慄)
15) 오향(五香)	누린내[臊]	탄내[焦]	화한내[香]	비린내[腥]	썩은내[腐]
16) 오정(五精)	혼(魂)	신(神)	의(意)	백(魄)	지(志)
17) 나무	잎	꽃	줄기	열매	뿌리

오계(五季)

오행을 계절에 따라 분류한 것으로 봄에는 생(生)하고, 여름에는 장(長)하고, 장하(長夏)[5]에는 화(化)하고, 가을에는 수(收)하고, 겨울에는 장(藏)한다.

봄 | 봄에는 만물을 생(生)하게 하고 자라게 하는 목(木)의 기운이 강하다. 아이들이 봄에 키가 많이 크는 것도 목(木)의 자라는 기운이 봄에 나타나기 때문이다. 그러므로 겨우내 좋은 영양식을 많이 하고 잠을 충분히 자게 하는 것이 봄의 키 성장에 좋은 조건을 만드는 것이다. 자연의 기운이 강하면 반대로 우리 몸의 장부는 약해지므로 봄에는 간장의 기능이 약해진다. 그래서 봄에는 간질환이나 간장과 관련되는 식곤증, 근육의 피로, 안질환, 생식기질환, 정신질환 등이 많이 나타나며 신맛의 음식이 먹고 싶어진다.

여름 | 여름에는 분열·성장시키는 화(火)의 기운이 강하며 반대로 인체에서는 심장이 약해지므로 허혈성 심장질환, 노인들의 심장마비가 가장 많이 발생한다. 통계적으로도 한 해 중에 초여름에 심장마비에 의한 사망자가 가장 많이 나타난다. 실제로 기온이 1℃ 올라가면 급성심정지 발생률이 1.3% 증가한다는 연구결과[6]도 있다.

장마 | 장마에는 만물이 결실을 맺는 토(土)의 기운이 강하다. 더운 열기를 식히기 위해 장마가 있어야 가을이 온다. 이 기간에 인체는 반

---

5 늦여름. 음력 6월을 말한다. 계절을 오행 이론에 맞게 여름 다음에 장하를 하나 더 정하고, 그것을 오행의 토(土)로 보았다(한의학 대사전).
6 서울대병원 순환기내과 오세일 교수와 분당서울대병원 순환기내과 강시혁 교수팀은 지난 2006년 1월부터 2013년 12월까지 서울과 6개 광역시(부산·대구·인천·광주·인천·울산)의 급성심정지 환자 50,318명을 분석한 결과, 이 같은 사실을 확인했다고 밝혔다.

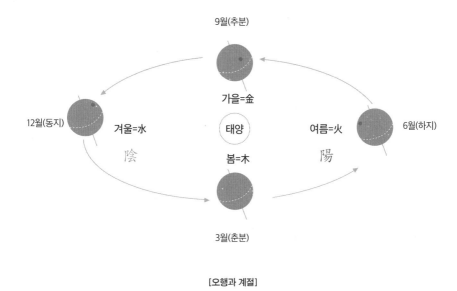

9월(추분)

가을=金

태양

겨울=水 여름=火

12월(동지) 6월(하지)

陰 陽

봄=木

3월(춘분)

[오행과 계절]

대로 비장과 위장이 약해지며 수습(水濕)이 생겨 토사곽란(吐瀉癨
亂, 토하거나 설사를 하는 병)을 많이 일으키게 되므로 임상적으로는
설사병이나 식중독 환자가 늘어나게 된다. 이에 한의학 방제로는
곽향정기산[7]이 많이 활용된다.

가을 | 가을에는 만물을 수렴시키는 금(金)의 기운이 강해지나 반대로
인체는 폐장의 기운이 떨어지므로 피부가 건조해지고, 비염, 기관
지 알레르기, 감기, 천식, 폐렴 등 폐장질환이 많이 발생한다. 또한
몸에서는 자구적으로 폐장의 기능을 높여 주는 비타민 D 합성[8]도

---

7 곽향(藿香) 6g, 소엽(蘇葉) 4g, 백지(白芷)·대복피(大腹皮)·백복령(白茯苓)·후박(厚朴)·백출(白朮)·진피(陳皮)·
반하(半夏)·길경(桔梗)·구감초(炙甘草) 각 2g에 생강 3쪽, 대추 2알을 넣어 달여 마신다. 적응증은 중서(中暑)·
위장염·여름철 감기·토사·설사, 산전 산후의 신경성 복통, 소아의 기침, 안질·치통·인후통 등이다(두산백과).
8 가톨릭대학교 서울성모병원 가정의학과 최창진 교수팀이 2008년부터 2010년간의 한국 국민영양사자료 중
19세 이상 총 1만 96명을 조사한 결과, 혈중 비타민 D 수치가 높을수록 폐 기능이 통계적으로 유의하게 높았
다. 이번 연구결과는 비타민 D와 폐 기능과의 연관성을 보고한 아시아 최초의 연구다. 특히 결핵을 앓았던 경
우 비타민 D와 폐 기능의 관련성이 더욱 분명히 나타나는 것을 확인했다. 연구결과 체내 비타민 D의 표지자인

많이 한다(2014년 부산대 연구발표에 의하면 남성의 비타민 D 혈중 농도 평균치는 봄철에 가장 낮은 17.76ng/ml이었고 가을철에 가장 높은 23.1ng/ml이었다). 매운맛의 음식이 먹고 싶어지는 계절이기도 하다.

겨울 | 수(水)의 기운이 강해지는 시기로, 인간과 만물은 봄, 여름, 가을 동안 만든 생명력과 에너지, 기운을 저장하고 축적하며 봄의 활동을 기다리는 기간이다. 그래서 겨울에는 일찍 자고 늦게 일어나서 음(陰)을 축적하여 봄을 맞이해야 건강하다. 또한 땀을 많이 내는 운동을 해서는 안 된다. 옛 선인들은 집에서 쉬면서 다가올 농사철을 대비하곤 했다. 우리 몸에서는 신장, 방광, 자궁, 전립선 등이 약해지는 시기다.

오기(五氣)

오기(바람, 열, 습기, 건조, 차가움)는 사람이 싫어하는 기운이기도 하여 '오오(五惡)'라고도 하는데, 오장소오(五臟所惡)라 해서 오장을 손상시키기 쉽기 때문에 오장이 싫어하는 사기(邪氣, 병에 들게 하는 나쁜 기운)다. 보통은 자연의 강한 기운을 인체에서 받아들이지 못하여 생긴다.

바람(風) | 간장은 바람을 싫어한다. 그래서 간장이 약해지면 봄철 잠깐의 봄바람에도 감기에 걸리고 여름철에도 선풍기 바람이 싫어진다. 잇몸이 약해지며 생기는 풍치(風齒)라는 말의 '풍'이기도 하다. 그러므로 풍치는 간장이 약해지면 생기는데 간장의 순환장애에서

'혈청 25-hydroxyvitamin D[25(OH)D]' 수치가 높은 군이 낮은 군에 비해 폐활량이 51mL 더 높았으며, 결핵을 앓았던 경우는 비타민 D가 높은 군이 낮은 군에 비해 폐활량이 229mL 더 높은 것으로 조사됐다.

오는 허열(虛熱)[9]로 생긴다.

얼굴 일부분의 떨림이나 손발의 경련, 틱을 소풍(小風, 경미한 풍)이라고도 한다. 근육은 간장에 귀속되기 때문에 근육의 경련은 간장이 약해졌다는 증거이다. 간장은 감정을 다스리기도 하므로 불안한 감정은 근육을 떨게 만든다.

열(熱) | 심장에는 늘 열이 생기므로 지나친 열을 싫어하게 되는데, 인체는 소순환(허파순환)을 통해 폐장에서 심장의 열을 내린다.

찬 성질의 음식은 심열(心熱)을 식히는 작용을 한다. 여름에 나는 과일은 자연의 섭리대로 찬 성질을 가지고 있으므로 수박, 참외, 오이 등은 심장의 열을 식힌다.

습기(濕) | '비오습(脾惡濕)'이라 하여 비장은 습(濕)을 싫어하는 성질이 있는데, 비장이나 위장에 습이 생기면 설사를 하거나 위하수(胃下垂)가 되어 소화 장애가 온다.

건조(燥) | 폐장은 건조한 것을 싫어한다. 그래서 가을에는 낙엽처럼 폐장이 건조해지기 때문에 면역력이 떨어져 폐장질환이 많이 생기고 감기에 잘 걸리게 된다. 폐결핵균은 소수성(hydrophobic, 疎水性, 친수성의 반대)이다.

차가움(寒) | 신장, 방광은 찬 것을 싫어한다. 그래서 겨울에는 소변을 자주 보게 되고 하체 순환이 안 되어 아랫배가 차가워지며 신장, 방광질환이 자주 생긴다.

---

9 허해서 나는 열. 음(陰)·양(陽)·기(氣)·혈(血)이 부족해져서 나는 열이다. 실열(實熱)에 상대되는 열이다(한의학대사전).

오색(五色)

색에는 파장이 있고, 이 파장이 오장에 미치는 영향도 각각 다르다. 실제로 발이 찬 사람들이 붉은색의 양말을 신어보면 발이 따뜻해짐을 느낄 수 있다. 같은 원리로 신장이 약한 사람은 검은색 하의를, 폐장이 약한 사람은 흰색 상의를 입으면 건강에 도움이 된다. 실제로 예전에 한 TV 프로그램에서 팔씨름을 하는데 각자 체질에 맞는 색깔의 옷으로 바꿔 입었더니 성적이 더 좋아지는 것을 볼 수 있었다.

청색(靑) | 나무의 색은 푸른 녹색이며, 간장과 담즙의 색도 녹색이기에 간장에는 시금치, 브로콜리, 냉이 등과 같은 녹색 야채가 좋다. 얼굴에 푸른빛이 돌면 간장이 약해졌음을 의미한다.

적색(赤) | 심장과 그에 귀속되는 혈액, 혀는 모두 붉은색이며 붉은색은 심장에 기운을 준다. 그래서 심장이 약한 아이가 그림을 그리면 빨간색을 많이 사용하는 경향이 있다. 붉은색 식품인 비트, 토마토, 오미자, 빨간 고추 등은 심장에 좋으며, 상추도 위로 자라는 녹색 상추는 간장에 좋고, 옆으로 퍼지는 붉은 상추는 심장에 좋다. 얼굴의 붉은 기운은 심장의 열이 올라와서 나타나는 증상이다.

황색(黃) | 땅의 색이다. 토(土)는 오행에서 양과 음의 중간에서 중보자(仲保者, mediator)의 역할을 하기에 황토는 모든 독(毒)을 해독한다. 아토피 등의 피부 질환에도 황토가 많은 도움이 된다. 닭똥집이라 불리는 노란색의 한약제인 계내금(鷄內金)은 소화제로 활용된다. 차멀미 등으로 비위가 상하면 얼굴이 노래진다. 사람들이 많이 몰리는 식당에 간혹 노란색으로 벽면을 칠해놓는 경우가 있는데, 노

란색이 위를 자극하여 식욕을 촉진하기 때문이다. 기장, 카레, 단호박, 오렌지, 당근, 둥굴레 등의 노란색 음식은 비위가 약한 사람에게는 비위의 기운을 올려주는 좋은 음식이다.

흰색(白) | 배, 양배추, 도라지, 무 등의 흰 음식은 폐장의 기운을 올려주므로 폐장에 좋다. 폐병 말기에는 얼굴이 희어지는데, 미인박명(美人薄命)이라는 한자성어의 유래를 보면, 옛날에는 미인으로 보이는 여인들이 빨리 사망하는 일이 많았는데 이는 폐결핵에 걸려 얼굴이 희어져서 아름답게 보였기 때문이다.

검은색(黑) | 검은색은 신장의 기운을 올려주고 서리태, 검은깨, 흑미 등 일명 블랙 푸드는 신장에 좋은 음식이다. 대체로 흑인들이 다른 인종에 비해 정력이 좋은 이유이기도 하다.

신장은 우리 몸에서 노폐물을 걸러내는 정수기와 같은 역할을 하는데, 조상들이 간장을 만들 때 장독에 검은 숯을 띄웠던 이유도 숯이 불순물을 흡수하는 역할을 하기 때문이다. 신부전 환자에게 처방되는 크레메진[10]이라는 약의 성분 역시 숯가루인데, 요독증 유발물질과 그 전구물질을 소화관 내에서 흡착하므로 치료에 도움을 주지만 동시에 그 검은색이 신장의 기운을 올리는 데 도움을 준다. 신장이 약해지면 얼굴에 검은빛이 돌고 혀에도 흑태가 생긴다. 이 정도까지 얼굴에 나타나면 환자의 생명이 위독한 경우가 대부분이다.

---

10 제조원 : 씨제이헬스케어, 성상 : 검은색 구형의 입자, 성분 : 구형흡착탄

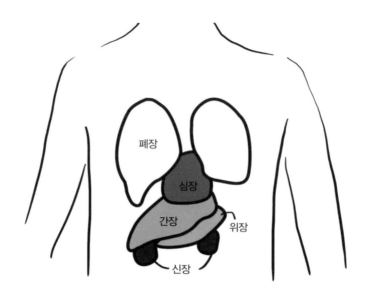

[인체의 오장]

오미(五味)

맛이란 음식물을 섭취할 때 혀에서 느껴지는 감각이지만, 실제로 어떤 맛의 음식물이 흡수되어 어떻게 우리 몸에 영향을 미치는지가 더 중요하다. 『황제내경 소문』 선명오기편에 따르면 '오미소입(五味所入)'이라 하여 맛과 오장과의 관계에 있어서 신맛은 간장, 쓴맛은 심장, 단맛은 비장, 매운맛은 폐장, 짠맛은 신장과 친화성이 있음을 기록하고 있다. 이에 따라 오미는 해당되는 각 장부를 도와주는 성질이 있으나 과하면 오히려 장부에 해를 끼치기도 한다. 따라서 장부가 허(虛)하면 해당하는 맛을 좋아하게 되고, 장부가 실(實)하면 해당하는 맛을 싫어하게 될 뿐만 아니라 그 장부가 너무 약해져도 그 맛을 거부한다. 이처럼 맛의 변화로 병적 징후를 알 수도 있는데, 만약에 평소 신맛을 싫어하다가 갑자기 좋아지면 이는 간장에 병이 생긴 것이다.

산미(酸味, 신맛) | 신맛은 간장을 보(補)하고 수렴(收斂)하며 결속(結束)하는 맛이다. 따라서 간장이 약해지면 신맛의 음식을 찾게 된다. 그러나 신맛을 과잉으로 섭취하면 간장이 오히려 위축될 수 있고, 간경화 환자처럼 간장이 아주 나쁜 상태가 되면 오히려 신맛을 거부하게 된다. 간장 기능이 많이 약해지는 노인들이 신맛의 음식을 싫어하는 것도 같은 이유이다. 체조 선수들은 근육을 부드럽게 하기 위해 일부러 신맛의 음식을 즐겨 먹기도 한다. 임신부가 신 음식을 좋아하는 것은 태아의 오장육부를 목(木)의 기운으로 잘 키우기 위함이다. 민간요법으로 검은콩 식초를 만들어서 복용하는 사람들이 있는데, 식초콩이 간장과 신장의 보음제(補陰劑)가 되기 때문이다.

고미(苦味, 쓴맛) | 쓴맛은 심장을 돕고 견고하게 한다. 사(瀉)함의 의미가 있어 심장의 열을 내리고 흥분을 가라앉히며 혈관의 염증을 없애주기도 한다. 옛 선인들은 쓴맛을 가진 씀바귀, 고들빼기, 익모초, 수수 등의 식품으로 여름에 심장의 피로를 풀어주었다. 녹차(주성분 catechin)나 커피(주성분 caffeine)도 쓴맛이므로 심장에 도움이 된다.

감미(甘味, 단맛) | 단것은 따뜻한 성질을 가지고 있으며 비장의 기운을 돕고 비장을 부드럽게 하여 자율신경을 안정시키는 이완 작용을 한다. 그래서 폐장과 비장에 기운이 없는 노인은 박하사탕(흰색의 단맛)을 즐겨 먹는 것이다. 그러나 젊은이가 단것을 너무 좋아하면 비장에 기운이 넘쳐서 오히려 당뇨병이 오게 된다.

침이나 췌장액에서 분비되는 소화효소인 아밀라아제는 다당류를 분해하여 포도당으로 만든다. 이것은 비장 스스로 좋아하는 단맛을 만드는 작용이다. 긴장될 때 단것을 먹으면 기육의 긴장이 풀어지고 비장을 보호하기에 기분이 좋아진다.

신미(辛味, 매운맛) | 매운맛은 폐장의 양기를 올려주며 발산(發散)의 의미가 있다. 이것은 매운맛이 내쉬는 숨을 크게 하므로 폐장에 뭉친 나쁜 기운을 내보내고 동시에 이산화탄소도 충분히 배출되게 하기 때문이다. 또한 몸을 따뜻하게 해주고 몸 안의 노폐물과 땀을 피부를 통하여 내보내고 스트레스가 풀어지게 한다. 그래서 울화병이 많은 현대인들이 스트레스를 풀기 위해 매운맛의 식생활로 많이 바뀌었다.

함미(鹹味, 짠맛) | 짠맛은 신장에 음을 보충해 주고, 미네랄을 포함하고 있기 때문에 신장과 방광에 좋다. 원래 미네랄은 짠맛이다. 정제된 하얀 소금은 여러 가지 미네랄들이 빠진 염화나트륨만으로 이루어져 있으므로 고혈압을 유발하고 오히려 신장의 기운을 떨어뜨린다. 짠맛은 또한 연화(軟化, 무르게 하거나 누그러뜨림)의 작용을 한다. 짠맛이 나는 한약재들은 단단한 것을 부드럽게 하는 작용과 뭉친 것을 밑으로 쏟아내는 작용을 한다. 이를 통해 신체에 단단히 머물러 있는 어혈과 담음 등을 부드럽게 풀어 내보내 신장에 도움을 준다. 죽염이 변비에 효과가 있는 것, 새우젓을 담아두는 양철통이 녹슬고 낡는 것 등을 보면 짠맛의 연화력(軟化力)을 알 수 있다.

신장이 약해지면 짠맛이 나는 음식을 찾게 된다. 따라서 짠맛을 좋아하는 사람들은 정력이 약하고 체질이 정적(靜的)이다.

여기서
잠깐

오장에 나쁜 맛

오장의 기능을 살려주는 좋은 맛도 있지만 각 장부의 기능을 떨어뜨리는 나쁜 맛도 있다. 이것은 병리적인 관계인 상승 관계(31쪽 참조)에 따른 것이다.

◑ 간장-매운맛

금극목(金剋木)에서 지나친 매운맛은 금승목(金乘木)이 되어 간장의 기능이 떨어진다.

◑ 심장-짠맛

수극화(水剋火)에서 지나친 짠맛은 수승화(水乘火)가 되므로 심장의 기능이 떨어진다.

◑ 비장-신맛

목극토(木剋土)에서 지나친 신맛은 목승토(木乘土)가 되므로 비장의 기능이 떨어진다.

◑ 폐장-쓴맛

화극금(火剋金)에서 지나친 쓴맛은 화승금(火乘金)이 되므로 폐장의 기능이 떨어진다.

◑ 신장-단맛

토극수(土剋水)에서 단맛이 지나치면 비장의 기운을 너무 올려 토승수(土乘水)가 되므로 신장의 기능이 떨어진다.

육장(六臟)

육장은 정기(精氣)를 저장하며 육부가 필요로 하는 영양을 만들고 저장한다. 육장은 오장(五臟)에서 심장을 심(心)과 심포(心包)로 나눈 것이고 음장(陰藏)이며, 음이기에 장부가 2개로 나뉜다.

간장은 좌배엽과 우배엽, 심장은 좌심방과 우심방, 비장은 비장(지라)과 췌장(이자), 폐장은 좌폐와 우폐, 신장은 좌(精)와 우(命門之火)로 각각 나뉘어져 있다(우리가 먹는 곡류 중에서도 좌우 2개로 갈라지는 보리, 밀, 팥 등은 음의 성질을 가지므로 찬 음식으로 분류한다).

간장 ㅣ 목(木)의 기운에 해당하는 장부이므로 나무처럼 잘 자란다. 그러기에 간장의 일부를 잘라내도 잘 자라고 간 이식도 가능한 것이다. 목(木)은 간장이며 계절에서는 봄, 사람에게는 유아 시절에 해당한다. 그래서 시작에 해당하는 간 기운은 새로운 사람, 새로운 일에 많이 쓰게 되는 것이다. 아이들이 새 학기에 새로운 친구들을 만나고 새로이 학업을 시작하면 간장의 에너지를 많이 쓰게 되므로 학기 초에는 자꾸 피곤해 한다. 그러므로 간장이 약한 아이는 학기 초에 적응을 잘 못할 수 있다.

또한 간장은 호르몬을 조절하기도 해서 간장이 약해지면 남성의 여성화, 여성의 남성화가 진행된다. 과도한 스트레스로 인해 간장이 약해지면서 성(性)이 구별되지 않는 사람들이 늘어나는 것도 이러한 이유 때문이다.

심장 ㅣ 화(火)의 기운에 해당하므로 열이 많은 장부이다. 암세포는 저체온일 때 발생하기 쉽고 고온을 싫어하므로 정상세포가 아무런

[간장에서의 호르몬 균형]

영향을 받지 않는 온도인 38.5~42℃ 사이에서 암세포는 파괴된다. 이를 이용하여 암 치료에 온열법(溫熱法)[11]을 쓰는데 심장은 평소에 40℃ 이상의 온도를 유지하므로 암이 발생하지 않는다. 또한 옆에 있는 비장 역시 암이 잘 발생하지 않는다.

심포(心包) | 심장의 기능을 대행하고 심장을 보호하는 무형의 장부로서 현대 의학적으로는 심장을 싸고 있는 근육과 그 근육에 분포되어 있는 관상동맥에 해당한다.

비장 | 토(土)의 기운에 해당하는 장부이며, 현대 의학적으로는 췌장과 비장을 뜻하며 포도당 대사를 주관하는 아주 중요한 장기이다.

폐장 | 금(金)의 기운에 해당하는 장부이며, 늘 숨을 쉬며 사는 인간에

---

11 암 환자의 전신을 1~2시간 동안 41.8℃까지 가온시켜 암세포의 성장을 억제시키는 치료법(두산백과). 암 환자들은 체온이 1도만 올라가도 인체 내의 혈액순환과 신진대사가 활성화돼 면역 기능을 70%까지 향상시킬 수 있다. 이는 암세포가 열을 싫어하는 성질이 있어서인데 따라서 체온 유지가 중요하다.

게는 아주 중요한 장기이다. 표리관계인 대장이 배설 기관이듯 폐장도 이산화탄소를 잘 배설해야 썩지 않는다.

신장 | 수(水)의 기운에 해당하는 장부이다. 그래서 우리 몸의 70%인 수분의 대사에 관여한다. 신장은 우리 몸의 원기(元氣)이다. 신장을 콩팥이라 하는 것은, 하나는 검은콩(좌신, 左腎[12])과 같이 생겼고 다른 하나는 붉은팥(우신, 右腎[13])과 같이 생겼기 때문이다. 여기서 좌신은 신장의 기운을 갖고, 우신은 심장의 기운을 갖는다. 그래서 심신의 순환이 되는 것이다.

육부(六腑)

육부는 담낭(膽囊), 소장(小腸), 삼초(三焦), 위장(胃腸), 대장(大腸), 방광(膀胱)을 이른다. 음식의 출납(出納), 소화(消和)를 담당하고, 전신에 영양(營養)을 공급하는 기능을 하며 그 노폐물을 전달·배설한다. 전신에 영양을 공급하는 관을 가지고 있고, 양장(陽臟)이며 양(陽)이어서 장부가 1개이다. 육장과 육부는 표리관계를 이룬다.

담낭 | 쓸개를 말하며 인체에서 중정지부(中正之腑)라 하여 자율신경을 조절하여 스트레스 등 나쁜 정신적 영향을 제거하고 인체의 평정을 유지하는 장부이다.

---

12 수(水)의 기운을 가지고 있으며 인체에 기혈을 공급하는 기본적 영양 물질(精)을 뜻함.

13 명문지화(命門之火)를 뜻함. 생명의 문 또는 생명의 근본이라는 의미다. 오른쪽 신(腎)을 말하며 상화(相火)라고도 한다. 작용은 ㉠원기의 기본이 되고 몸에 열을 내는 원천지가 된다. ㉡비위(脾胃)를 따뜻하게 하여 음식물의 소화를 돕는다. ㉢삼초(三焦)의 기화(氣化) 작용을 도와준다(한의학대사전).

여기서
잠깐
♨

표리관계(表裏關係)

장(臟)과 부(腑)를 각각 오행(五行)에 배속시켜 같은 기운(氣運)이 되는 장(臟)과 부(腑)의 관계를 일컫는 것으로 간장과 담낭, 심장과 소장, 비장과 위장, 폐장과 대장, 신장과 방광, 심포와 삼초의 관계를 말한다(한국전통지식포탈).

한의학에서는 사람의 부부관계와 같이 육장과 육부의 표리관계를 설명한다. 육장은 리(裏)가 되어 안에서 정기(精氣)를 가지고 물질과 영양을 만들어 육부에 제공한다. 육부는 이를 바탕으로 표(表)가 되어 밖에서 음식물에 대한 소화, 전도, 흡수, 배설을 하게 되는 것이다.

소장ㅣ수성지부(受盛之腑)라 하여 위에서 내려온 음식을 영양화하여 흡수한다. 따라서 소장의 약화로 문맥을 통하여 들어온 영양분이 심근에 전달되지 못하면 심근경색(心筋梗塞)이 올 수 있다.

여기서
잠깐
♨

소장은 제2의 뇌!

현대 의학에서 소장은 전신의 신경이 들어 있어 제2의 뇌(복뇌,腹腦)라고도 한다. 배꼽 뒤에 존재하는 신경의 집합소인 태양신경총은 미주신경을 통해 두뇌와 연결되어 있으므로 뇌신경 전달 물질이 모두 존재하며, 척추 속에 있는 약 1억 개의 신경세포도 함께 존재한다. 행복과 평화의 호르몬인 세로토닌의 95% 이상이 소장에서 분비된다고 한다. 그러므로 배앓이를 자주 하는 아이는 뇌가 약한 것이며, 아이가 "엄마, 배 아파!"라고 자주 말하는 것은 장이 뇌이기에 마음을 표현한 것이다. 이러한 소장이 고장 나서 발생하는 질환 중에 하나가 크론병(Crohn's disease)인데 자가면역질환으로 그 원인이 명확히 밝혀지지 않고 있다.

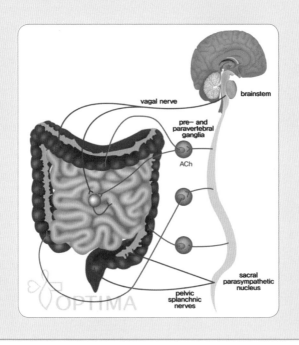

삼초(三焦) | 해부학적으로는 존재하지 않는 가상의 기관으로, 중독지부(中瀆之腑)라 하여 각 장부가 제 기능을 할 수 있도록 서로 기능적으로 연결해주는 연결 통로나 기능 체계를 말하는 것이다. 즉 전신

기화(氣化) 작용의 통로이며 수액운화(水液運化)의 통로다. 이것은 현대 의학적으로는 신경내분비적인 기능을 말하며 각 장부의 기능을 도와 윤활유 역할을 한다고 볼 수 있다. 상초(上焦), 중초(中焦), 하초(下焦)로 나누며 목구멍에서부터 전음(前陰, 남녀의 생식기), 후음(後陰, 항문)까지의 부위를 말한다.

위장 | 오곡지부(五穀之腑)라 하여 식도에서 내려온 음식물을 분쇄하고 소화시키는 장부이다. 위장의 기능이 떨어지면 소화순환의 이상으로 인해 대사순환에도 이상이 올 수 있다.

대장 | 전도지부(傳道之腑)라 하여 소장에서 내려온 분해물의 수분을 흡수한 후 항문으로 전달하는 장부다.

방광 | 진액지부(津液之腑)라 하여 인체 내의 모든 수분 대사를 총괄하는 장부이며 소변의 저장과 배설을 담당한다.

오규(五竅)

오규는 오근(五根) 또는 오관(五官)이라고도 하며 얼굴에 있는 5개 기관의 구멍을 말한다.

눈(目) | 눈은 간장에 귀속되므로 간혈(肝血)이 부족해지면 눈이 쉽게 피로해지고, 건조하고, 뻑뻑하며 사물이 흐릿하게 보인다. 또한 간혈 부족에 의해 생긴 허열(虛熱)로 안압이 증가하여 충혈(充血), 가려움증, 통증, 안구건조증, 녹내장, 백내장 등이 올 수 있다. 눈에 간장의 허열이 올라오면 눈은 자구적(自救的)으로 열을 식히기 위해 눈물을 많이 내보낸다.

혀(舌) | 혀는 미각과 언어활동을 담당하며, 심장에 귀속되므로 붉은색을 띠고, 혀를 관찰하여 기혈의 운행과 심장의 생리기능을 판별할 수 있다. 예를 들어, 심열(心熱)이 생기면 혀가 두터워져 치흔(齒痕, 혀가 이에 눌려 혀 주변부에 잇자국이 남는 것)이 남고, 혀가 갈라지고 혓바늘이 돋는다.

구(口) | 입은 소화관의 최상단에 위치하며 비장에 귀속되므로 비장과 위장에 열이 있으면 입 냄새가 나고, 구내염이 자주 생긴다.

코(鼻) | 코와 후두는 서로 통하며 폐장과 연계되어 호흡의 출입문이 되므로 폐기(肺氣)가 좋으면 호흡이 매끄럽고 후각이 예민하다. 폐장에 귀속되므로 요즘 유행하는 비염은 폐장과 표리관계에 있는 대장 점막의 면역을 키워야 치료가 가능하다. 따라서 비염이 있는 사람은 평소 자신에게 맞는 유산균을 복용하면 좋다.

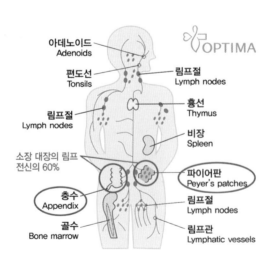

[장은 전체 면역의 60% 이상을 담당한다]

귀(耳) | 귀는 신정(腎精, 신장의 정기)과 관계가 깊어서 신장의 기운이 떨어지면 귀가 어두워지거나 이명(耳鳴)이 생긴다. 하초(下焦)의 순환을 도와주는 불포화 지방산이나 혈액순환제가 이명에 효과가 있는 것은 이러한 이유 때문이다. 콩팥이 한쪽은 콩처럼, 한쪽은 팥처럼 다르게 생겼듯이 귀도 좌우가 콩팥처럼 다르게 생겼다.

오주(五主)

오체(五體)라고도 하며 오장이 맡은 기관(器管)이다.

근(筋)[14] | 근육(筋肉)과 인대(뼈와 뼈 사이 연결 부위), 건(腱, 근육과 뼈를 연결하는 힘줄)을 말하며 간장이 약해지면 근육과 근막의 통증, 근육의 경련 등이 생기고 여기저기 결리기도 한다. 간혈(肝血)이 부족해지면 근력과 운동능력이 저하되고 근이 약해져서 움직이기 싫어진다. 사상체질에서 태양인(193쪽 참조)은 간장이 약한 체질인데 근육질환인 '중증근무력증'이나 '강직성척추염' 등에 잘 걸리는 이유다.

피(血) | 혈맥(血脈)이며 심장에 귀속되므로 심장이 약해지면 혈관과 혈액순환에 문제가 생긴다. 피는 온몸의 구석구석을 돌아야 하고 따뜻해야 하므로 심장의 온도는 오장 중에 가장 높다.

기육 | 기육은 육체의 살(肉)이며 근(筋)이 주로 단백질로 이루어져 있는 것과 비교하면 기육은 지방(脂肪)까지도 포함한다. 기육의 발달

---

14 힘줄, 근육, 건을 포괄적으로 지칭하는 용어이다. 골절(骨節)에 붙어 있는 근으로서 골 외에도 근막을 포괄한다. 근의 성질은 단단하고 질기며, 골절, 기육 등의 운동기관을 묶어 주고 보호하는 기능이 있는데, 근과 근막의 기능은 간이 주관하고, 아울러 간혈의 자양을 받는다(한국전통지식포탈).

과 풍만 정도는 비장의 운화기능과 관계가 있어서 비위가 좋으면 살이 찌고 비위가 안 좋으면 마른다. 피부의 상처가 다른 사람에 비해 유난히 빨리 아무는 사람은 비장 기능이 좋은 사람이다. 비장이 나쁠 때는 살을 조금만 눌러도 아프다.

피모(皮毛) | 피모는 피부와 피부에 난 털을 일컫는데 폐장에 귀속되므로 폐장, 대장이 약해지면 피부 질환이 생긴다. 따라서 아토피가 있는 아이들은 복통이 자주 있고 변이 좋지 않으므로 대장을 좋아지게 하는 유산균을 꾸준히 복용시키고, 폐장의 기운을 올리기 위해 숲 속에서 생활하면 상당한 개선 효과를 볼 수 있다.

인체에서 피부 호흡이 차지하는 비율은 1% 미만이지만 폐장이 약해지면 피부 호흡을 많이 하게 되어 땀이 많이 배출된다. 이것은 폐장의 기운으로 오므리고 있던 피부의 땀구멍이 느슨해지기 때문이다. 사상체질에서는 폐장 기능이 약한 태음인(193쪽 참조)이 피부가 거칠고 피부 질환이 많이 생긴다.

골수(骨髓) | 신장의 정기가 충분하면 골(骨)을 만들고, 골수(骨髓)를 채우고, 뇌수(腦髓)를 채운다. 골(骨)은 골격의 성장발육과 치아의 튼튼함을 주관하며 골수(骨髓)는 뼈 내부에 존재하는 적혈구, 백혈구, 혈소판과 같은 혈액세포를 만드는 조직으로 많은 줄기세포가 있다. 뇌수(腦髓)도 신장이 담당하여 신장의 정기가 부족해지면 이명, 어지러움 등의 뇌수(腦髓) 부족 증상이 나타난다.

비타민 D는 간장과 신장에서 수산화되어 활성화된 비타민 D_3로 바뀌므로 그 기능이 약해지는 노년이 되면 간장과 신장이 약해지면서 골다공증이 나타난다. 감기만 걸려도 뼈가 쑤시고 시리다는 것은 신장 기능이 약하다는 것이다.

오지(五志)

사람의 다섯 가지 감정을 오지라 하는데, 감정은 어떤 방식으로든 분출되기를 원한다. 그래야 장부가 건강해지는데, 특정한 감정이 지나치게 발생해 분출되지 않으면 장부를 상하게 한다.

노(怒) ┃ 분노를 조절하는 장기는 간장이다. 간장은 분노가 일어났을 때 생기는 열을 배출시키거나 없애주는 장기다. 따라서 간장의 음혈(陰血) 부족은 기혈(氣血)의 상역(上逆)을 일으켜 작은 자극에도 노하게 된다. 예를 들어, 간장이 약해지면 평소에 성격 좋았던 사람이 갑자기 신경이 날카로워지고 사소한 일에도 화를 잘 내고 싸우기도 잘한다. 간경화 환자가 기(氣)가 약해 외부인에게는 온순하지만 가족에게는 화를 많이 내고 폭력적인 이유가 여기에 있다. 또한 간장의 호르몬 불균형이 나타나는 사춘기나 갱년기에는 화를 잘 내게 된다.

노(怒)의 감정은 마음(心) 위에 노예(奴, 종노)가 있는 것으로, 일이나 사람과의 관계 등으로 인해 마음이 얽매이는 것이다.

갱년기의 화

갱년기 화병은 갱년기에 간장이 약해져서 생긴다. 호르몬을 조절해 주는 간장의 기능이 저하되어 간열의 특징인 왕래한열(往來寒熱, 추위와 열감이 교대로 반복됨)이 나타나고, 정서적으로 짜증이 잘 나고, 신경이 예민해지며 안면홍조와 상열감(上熱感, 상체에 열이 있거나 열이 있는 듯 느껴지는 증상)이 나타난다.

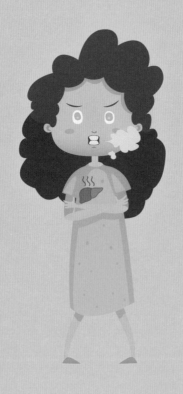

희(喜) | 심장은 기쁨(喜)을 주관하므로 기쁘고 즐거운 것은 심장에 도움이 된다. 그러나 너무 기뻐하는 것은 오히려 심장을 상하게 한다. 기뻐하는 감정이 심장을 상하게 한다는 것이 이상할 수도 있으나 너무 지나치면 안 좋은 영향을 미치게 되는 것이다. 인문학에서 합리주의 철학자들도 '희노애락(喜怒哀樂)'의 감정이 인간의 합리적인 선택에 교란을 일으킨다'고 주장한다. 심장이 발달한 아이들은 웃기를 잘하고 잘 뛰어다니며 버릇이 없다. 또 팩하고 화를 잘 내며 정열(情熱)이 지나쳐서 자제시키기 힘들 때가 있다.

사(思) | 사고하고 사려함이다. 사람이 무엇이든지 생각을 너무 많이 하면 사려과다(思慮過多)로 비장의 기능이 약해져서 소화력이 떨어지고 얼굴이 노래진다.

우(憂), 비(悲) | 근심과 슬픔은 기(氣)를 소모시키므로 쉽게 폐장의 기를 떨어뜨린다. 실제로 구한말에 나라를 잃은 슬픔으로 폐병에 걸린 백성이 급속히 늘어났고, 그 시대에 지은 소설에서도 폐병 환자가 단골로 등장한다. "땅이 꺼지도록 한숨을 쉰다"는 말이 있는데, 근심이 크면 폐장에 모인 나쁜 기운을 몰아내려고 우리 몸에서 자구적으로 한숨을 크게 내쉬게 되는 것을 의미한다.

공(恐) | 신장이 약해지면 두려움, 불안감이 생기는데, 이러한 감정들이 심해지면 강박관념이 생겨서 신경질환으로 이어질 수 있다. 예를 들면, 주위 사람들이 모여서 재미있게 담소를 나누고 있을 뿐인데 그들이 자신을 욕하고 있다고 의심하거나 '내가 집에 문을 잠갔나? 가스 밸브를 잠갔나?' 등의 불안한 감정이 자꾸 생기는 것이다. 어떠한 상황에서 극도로 무서움을 느끼거나 두려움을 느끼면 오줌을

싸게 되는 것도 공포감 때문에 신장의 기능이 일시적으로 무너진 것이라 볼 수 있다.

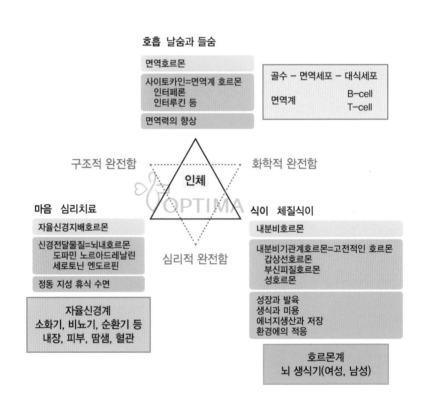

[인체의 건강]

오성(五聲)

인체의 주인인 오장(五臟)에 병이 나면 오색(五色)과 오성(五聲)으로 알 수가 있는데, 오색은 안색(顔色)이며 오성은 병들 때 내는 소리다.

호(呼) | 호소(呼訴)한다는 의미로, 간장의 기능이 상실되면 나타난다. 남자가 술이 취해서 방금 한 말을 자꾸 또 하고 또 하며 반복하거나 여자가 갱년기에 간장의 호르몬 불균형으로 말이 많아지는 것을 들 수 있다.

소(笑) | 소는 '웃음'을 뜻하며, 지적 장애아들이 잘 웃거나 가면 우울증[15] 환자들이 잘 웃는 것은 약해진 심장의 기능을 살리기 위해 자구적으로 하는 행동이라 볼 수 있다. 특히 날씨가 궂으면 심장 순환을 하기 위해 더 많이 웃는다.

가(歌) | 비위 기능이 약해지면 그 기능을 올리기 위해 작은 소리로 자주 흥얼거리게 된다. 반대로 소화가 잘 돼도 기분이 좋아 콧노래를 부른다.

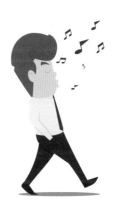

---

15 假面憂鬱症, Masked depression, 우울한 기분이 마치 가면을 쓰고 있는 것처럼 겉으로 별로 드러나지 않는 우울증을 말한다. 표면적으로는 우울 증상이 나타나지 않지만 밑바탕의 원인이나 역동은 일반 우울증과 같으므로 가면 우울증이라고 한다. 가면 우울증은 우울감과 무력감이 잘 드러나지 않지만 식욕 부진, 가슴 두근거림, 피로감 따위의 신체화 증상이나 지나친 명랑함, 약물·알코올 중독, 도박, 행동 과잉, 가성치매 등으로 나타난다. 이 명칭은 1980년대까지 널리 쓰였으나, 현재 의학계에서 거의 쓰이지 않는다(위키백과).

곡(哭) | 폐장이 약해지면 슬픔을 잘 느끼고 울음이 많이 나온다. 아기가 자주 우는 것은 폐장이 아직 성숙되어 있지 않아서다.

신(呻) | '끙끙거릴 신'으로 질병에 걸리거나 감기가 심하면 '끙끙'거리면서 아프다. 또한 나이가 들면 신장의 기능이 떨어져서 움직일 때마다 '끙끙'거리기도 한다.

오화(五華), 오영(五榮)

오장의 기운이 인체의 밖(外)으로 나타나는 부위다.

조(爪) | 손발톱을 말하는데, 간혈(肝血)이 부족해지면 손발톱이 약해져서 얇아지고 윤기가 없고 변형이 오기도 한다. 또한 손발톱에 줄무늬가 생기거나 잘 부러진다. 간장 기능이 약해지며 손발톱의 면역력이 약해져서 곰팡이가 생기는 현상을 '조갑백선'이라 하는데, 발톱에서는 간장 경락이 시작되는 엄지발톱에 조갑백선이 가장 먼저 생긴다.

간장이 발달한 육식 동물들이 공격할 때 발톱을 세워서 공격하는 것은 간장의 기운인데, 사람도 남을 잘 꼬집거나 웃을 때 옆 사람을 손으로 때리면서 웃는 버릇이 있는 사람은 간장의 기능이 발달한 사람이다.

면(面) | 얼굴에 심장 기능의 정상 여부가 나타난다. 심장이 좋을 때는 얼굴이 적당히 붉으면서 생기가 돌지만, 심장이 나쁠 때는 얼굴이 많이 붉어진다.

순(脣) | 입술을 말하며 비·위장이 좋으면 입술이 적당히 붉고 생기가

돈다. 겨울에 입술이 자주 트는 것은 비·위장에 열이 생겨서 혈이 입술까지 못 오기 때문이다.

모(毛) | 폐장이 약하면 피부가 약해지는데 이를 보호하기 위해 털이 많이 난다. 사상체질에서 폐장이 약한 태음인이 털이 많은 이유다.

발(髮) | 머리털을 의미하는데, 신장의 정기(精氣)가 잘 운행되는지를 나타내는 지표이다. 신장의 정기가 부족하면 머리털이 잘 빠지고 윤기가 없어지며 일찍 백발이 된다.

오로(五勞)

각 장부에 병이 생기게 되는 원인이다.

행(行) | 지나치게 걸으면 근육에 무리가 되어 간장이 상한다.

시(視) | TV나 스마트폰을 많이 보는 것은 순환 장애를 일으키므로 심장을 상하게 한다.

좌(坐) | 직업적으로 오래 앉아 있어야 하는 운전기사나 사무직종에 있는 사람들은 중초가 막혀 소화 기관의 순환이 안 되므로 비·위장이 상한다.

와(臥) | 자주 누워 있으면 폐장의 숙강작용(99쪽 참조) 저하로 순환이 안 되어 폐장이 상한다.

입(立) | 지나치게 오래 서 있는 것은 상하 순환의 저해를 가져오므로 뇌수(腦髓)와 신수(腎水)의 상호 작용이 안 되어 신장을 상하게 한다.

오액(五液)

인체에서 발생하는 진액을 말하며 눈물, 땀, 군침, 콧물, 느침의 5가지 분비물을 가리킨다.

루(淚) | 눈물은 간장에 귀속되는 안구를 촉촉하게 하고 보호하는 작용을 한다. 간혈이 부족하면 눈물 분비에 이상이 와서 눈이 건조하고 깔깔해진다. 갱년기가 지난 남자들은 간장 기능이 약해져 작은 감정의 변화에도 자주 눈물을 흘린다.

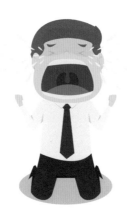

한(汗) | 『황제내경』에서는 '한혈동원(汗血同原)'이라 하여 땀과 혈을 같은 근원으로 보아 땀을 너무 많이 흘리는 것을 조심해야 한다고 했다. 현대 의학에서 땀은 체온 조절을 위해 분비되는 액체인데 심장의 열이 과다하면 이를 조절하기 위해 땀으로 배출한다.

연(涎) | 군침, 묽은 침으로 비장에 귀속되는 구강점막을 보호하고 촉촉하게 하며 소화를 돕는다. 아기가 침을 많이 흘리는 것은 아직 뇌

와 비·위장이 덜 발달되어 입에서부터 소화를 돕기 위해서다.

『동의보감』 내경편에 소개된 아침에 일어나서 하는 양생법(養生法) 중에는 '잇몸을 혀끝으로 돌려 문지르면서 생겨난 침을 아홉 번 삼키면 위장 기능이 좋아지고, 기혈 순환을 좋게 하여 정기를 보존하게 된다'는 구문이 있다.

체(涕) | 코 점막에서 분비되는 점액으로 폐한(肺寒)이면 맑은 콧물이 나오고, 폐열(肺熱)이면 누런 콧물이 나온다.

타(唾) | 느침, 농도가 짙은 타액, 즉 연(涎)에 비해 끈끈한 침으로 신장의 정기를 좋게 하는 작용을 가진다. 그래서 침을 자주 뱉으면 신장의 정기가 약해진다.

오변(五變)

각 장부에 질병이 오면 신체에 나타나는 증상이다.

악(握) | 간장의 기능이 저하되면 근육이 수축되며, 웅크리게 된다. 따라서 간장이 상해 간풍(肝風)이 오면 손을 오므리고 악을 쓴다.

우(憂) | 심장이 상하면 근심, 걱정이 늘어난다.

얼(噦) | 비장이 상하면 딸꾹질을 한다. 비장 순환은 압력 순환[16]인데 비장 순환이 잘 안 되면 이를 해결하기 위해 딸꾹질을 하게 된다.

해(咳) | 폐장이 약해지면 산소를 얻기 위해 기침을 한다.

율(慄) | '떨리다, 오싹하다, 소름끼친다'는 뜻으로, 신장이 약해지면 몸

---

16 비장을 비롯한 림프계 순환은 림프관 주변 장기와 근육의 수축하는 힘과 호흡에 의한 압력으로 움직인다.

이 떨리며 추위를 많이 탄다.

오향(五香)

각 장부에 질병이 생기면 나는 냄새인데 몸 냄새, 입 냄새, 배설물 냄새로 나타난다.

조(臊) | 짐승의 고기에서 나는 누린내로 간장이 병들면 누린내가 난다. 특히 여름에 겨드랑이에서 땀 냄새와 함께 나는 누린내는 역겹게 느껴진다. 간장에 좋은 봄철에 나는 냉이는 육류의 누린내를 없애준다.

초(焦) | 심장이 병들면 탄내가 나는데 심장에 좋은 양파는 탄내를 제거한다.

향(香) | 단내로 비·위장이 약해지면 입에서 단내가 나는데 비·위장이 약해진 당뇨병 환자나 노인의 입에서는 단내가 난다. 단내가 나는 감초는 비·위장에 좋은 약재다.

성(腥) | 폐장이 병들면 몸에서 비린내가 난다. 또한 폐장이 나빠지면 생선 비린내, 굴의 비린내, 쇠의 비린내 등과 같은 비린내가 싫어진다. 어성초(魚腥草)라는 식물은 잎에서 생선 비린내가 나기에 붙은 이름인데 폐장이나 기관지에 좋은 약재다.

부(腐) | 썩은 냄새나 구린내를 말하는데, 신장이 약해지는 노인들이나 신장병 환자의 몸, 입, 배설물에서 나는 냄새다. 소변은 원래 지린내가 정상이나 구린내가 난다면 신장에 이상이 생겼거나 대장과 방광 사이에 누공이 생겼음을 의심해 볼 수 있다.

오정(五精)

오장을 형장(形臟)[17]으로 본다면, 오장은 내부에 정(精)을 간직하고 있다.『황제내경』본신편(本神篇)에 의하면 '生之來謂之精'[18]라 하여 생명이 오게 하는 기본 물질을 정(精)이라고 했다.

혼(魂) I 사람의 정신작용을 혼(魂:얼)이라 하고, 육신의 작용을 백(魄: 넋)이라 하는데, 혼은 성질이 밝고 가볍고 청정하다. 그래서 간장이 약해지면 우울증이 생긴다.『동의보감』내경편에 '肝藏血血舍魂肝氣虛則恐實則怒-간장은 혈을 저장하고 혈(血)은 혼(魂)을 담고 있으니, 간장이 허(虛)하면 무서워하고 간장이 실(實)하면 성을 내게 되는 것'이라고 설명한다. 이처럼 간장은 인간의 정신 작용을 지배하므로 현대에 늘어나는 자가면역질환들(루푸스, 아토피, 건선, 강직성 척추염 등)은 필자의 사견으로는 간장의 기능이 약해지면서 오는 질환이라 해석된다.

신(神) I 심장은 정신 작용을 주관한다. 심장이 상해서 헛소리를 하거나 술을 마시고 자꾸 딴짓을 하는 것은 신이 나가서이다. 신이 나가 심장이 약해지면 공황장애가 오기도 한다.

의(意) I 비장은 의지를 저장한다.『황제내경』본신편에는 '心有所憶謂之意 意之所存, 謂之志-마음에 기억하여 남겨두는 것을 의(意)

---

17 '형태가 있는 물체가 들어있는 장기'라는 뜻에서 붙인 이름이다. 흔히 말하는 오장 이외에도 네 개의 장이 더 있는데 두각(頭角), 이목(耳目), 구치(九齒), 골중(骨中)이 그것이다. 이들은 그릇처럼 겉이 둘러싸여 있고 속은 비어 있으나 짜부라지지 않기 때문에 물체를 간직할 수 있다. 이들을 형장(形臟)이라 하여 일반적으로 신장(神臟)이라 말하는 오장과 구별한다. 신장(神臟)이란 간, 심장, 비(脾), 폐, 신(腎) 등 오장이 각기 혼(魂), 신(神), 의(意), 백(魄), 지(志) 등 정신을 간직하기 때문에 지어진 것이다(『한 권으로 읽는 동의보감』, 신동원 외, 들녘).

18 『황제내경』영추경 본신 제8편에 있는 구문. 生之來謂之精 兩精相搏謂之神(선천적으로 형성되는 것이 정精이며, 선천적인 精과 후천적인 精, 즉 양정兩精에 의하여 신神이 형성된다).

라 하고, 의(意)를 오랫동안 지니고 있는 것을 지(志)라 한다'고 적혀 있다. 따라서 비·위장이 좋은 사람들은 마음속의 기억을 오래 간직한다.

백(魄) | 혼백(魂魄)은 간장과 폐장의 오정(五情)[19]을 말하는데 혼이 영적이라면, 백은 물질화된 정신이이므로 육신(肉身)의 작용이다. 『동의보감』 내경편에서는 '肺之形似人肩 二布葉 數小葉中有 二十四孔 行列以分布 諸藏清濁之氣主藏魄-폐의 형상은 어깨와 비슷한데 2개의 포엽(布葉)과 여러 갈래의 소엽(小葉)으로 되어 있고, 속에는 24개의 구멍이 줄지어 있어 여기에서 여러 장기로 맑고 탁한 기를 보내며, 주로 백(魄)을 간직한다'고 설명한다.

지(志) | 정지(精志, 정서)이며 정지는 신장에 깃드는데 의(意)를 오랫동안 지니고 있는 것이다.

---

19 오장(五藏)에 간직하고 있는 정기(精氣). 희(喜), 비(悲), 우(憂), 외(畏), 공(恐).

· 잠시 쉬어가기 ·

경락(經絡)의 유주(흐름) 시간에 따른
우리의 하루 생활 주기

오행배당표(43쪽)를 보면 알 수 있듯이, 우리 몸의 장기는 오행과 연관되어 있으므로 자연이 흐르는 시간에 따라 인체도 순환하는 리듬이 있는데 서로 맞춰 살아야 우리 몸의 각 장부를 튼튼히 할 수 있다. 이에 장부별로 우리 몸에 흐르는 경락의 시간에 따라 유주 시간표라는 것이 만들어진다. 유주 시간표는 십이지(十二支)에 따라 시간을 나누는데, 자(子, 쥐)는 밤 11시~새벽 1시, 축(丑, 소)은 새벽 1시~새벽 3시… 이런 식으로 하루를 24시간으로 나눈다. 이것을 육장 육부에 해당하는 장부의 경락이 흐르는 시간으로 표시하여 그에 따라 우리의 생활리듬을 나타낸다. 그리고 생체시간 순환에 따라 생활리듬 중에서 가장 좋은 시간과 가장 나쁜 시간을 구분해 놓았다. 이러한 유주 순서에 따른 24시간 생활법은 건강한 삶을 위한 생활의 지표가 될 수 있다.

◑ 23~3시

이 시간에 잠이 들어 있어야 간장과 담낭이 좋아지고 우리 몸이 영양을 저장하여 신체활동의 에너지를 확보한다.

◑ 3~5시

외부의 맑은 기운을 받아들여 폐장 기능이 왕성한 시간이므로 수태음 폐경이 흐르는 이 시간에 일어나는 습관을 들이면 폐장의 기능이 좋아진다.

◑ 5~7시
수양명 대장경이 흐르므로 이 시간에 대변을 보아야 정상적인 대장의 활
동이다.

◑ 7~9시
족양명 위경이 흐르므로 이 시간에 아침 식사를 해야 소화 작용이 잘 이루
어지고 건강하다.

◑ 9~11시
족태음 비경이 흐르므로 위에서 흡수한 음식물을 하루 동안 필요한 영양
분으로 만들어 몸 전체에 공급한다.

◑ 11~13시
수소음 심경이 흐르므로 비장에서 공급받은 영양분으로 혈액을 만들어 온
몸에 공급한다.

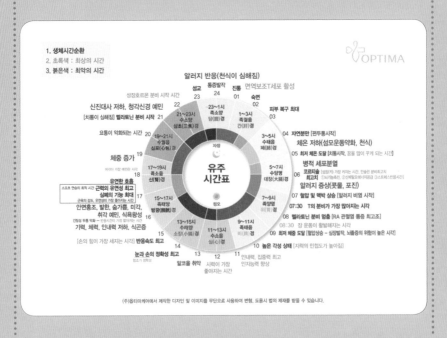

◑ 13~15시

수태양 소장경이 흐르므로 섭취한 음식물을 마지막으로 우리 몸에 필요한 모든 영양분으로 흡수하여 전신에 공급한다.

◑ 15~19시

신장과 방광을 통해 소변으로 노폐물을 배설하고 신음(腎陰)을 축적하기 시작한다. 가벼운 음식을 섭취한다.

◑ 19~21시

수궐음 심포경이 흐르는데 심포는 낮 동안 왕성한 활동을 한 심장을 대신하여 피를 공급한다. 이 시간 이후 음식을 섭취하면 체내 모든 기관에 부담이 된다.

◑ 21~23시

수소양 삼초경이 흐르므로 삼초의 순환을 통해 체온을 유지해 준다. 이 시간에 잠을 자야 정혈 작용과 피를 식히는 작용을 할 수 있다.

우리 몸의 목(木), 간장

○

●

☯

간장은 횡격막 아래 우상복부 갈비뼈 안에 위치한 적갈색의 장기이며 목(木)에 해당하여 생리적으로 목(木)의 특징인 곡직(曲直), 생장(生長), 승발(承發)의 성질을 갖는다. 또한 혼(魂)이 머무르는 곳이며 혈이 저장되고 힘줄과 뼈마디의 운동 기능을 주관하는 장기다. 간장의 주된 기능은 다음과 같다.

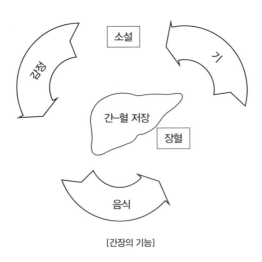

[간장의 기능]

간주소설(肝主疏泄)

간장의 소설 기능으로 소(疏)는 소통을, 설(泄)은 발설(發泄)과 승발(昇發)을 의미한다. 즉 인체의 에너지를 순조롭게 전신에 골고루 잘 퍼지게 하는 기능이다. 나무처럼 곧고, 사방팔방으로 가지를 뻗어 쭉 퍼져나가는 이미지가 간장의 소설 기능을 말해준다. 다른 의미에서는 소(疏-올려줌), 설(泄-내려줌), 즉 올려줄 것은 올려주고 내려줘야 할 것은 내린다는 뜻이기도 하다. 따라서 간장이 건강하다는 것은 기운이 잘 뻗어나가고 있다는 것이고, 이런 상태의 간장은 우리 몸속의 기(氣)나 혈(血) 등이 잘 돌 수 있도록 정리해 주므로 인체의 기능들이 원활한 상태를 유지하게 된다.

비장이 수곡정미(收穀精微)[20]를 운화하면 간장이 소설하여 폐장과 심장으로 기(氣)가 상승하게 된다. 현대 의학적인 면에서 본다면 간장은 소설 기능을 통해 담즙을 잘 분비하게 하고 배설되도록 도와주며 문맥 순환이 잘 되게 하고, 비위의 소화 기능을 촉진한다. 또한 자율신경을 도와 정서활동이나 여자의 배란과 생리 작용, 남자의 사정(발기는 신장의 기능) 등이 정상적으로 이루어질 수 있게 한다.

간장의 소설 기능을 가장 크게 방해하는 원인이 바로 스트레스이고, 인체 기관 중 스트레스에 가장 민감한 장기가 간장이다. 마음을 뜻대로 펴지 못하고 스트레스와 분노로 간장이 상하거나 기타 원인으로 간장의 소설(疏泄)과 승발(昇發) 기능에 영향을 미치면 간기울결(肝氣鬱結)이 나타나 협통(脇痛, 옆구리 통증), 유방창통(乳房脹痛, 유방이 부

---

20 음식물 가운데에서 가장 맑고 깨끗하면서 미세한 영양 물질. 비위의 운화 기능에 의해 생성되며 폐를 거쳐 전신으로 퍼져 인체의 생명을 유지하고 기혈을 생성한다.

풀어 오르고 터질듯이 아픈 병증), 월경불순, 매핵기(목구멍에 매실 같은 것이 걸려 있는 느낌) 등이 생길 수 있다. 정신적으로는 우울하고 쉽게 노여움을 느끼며 가슴이 답답하고 한숨을 자주 쉰다. 또한 목극토(木剋土)에 따른 위장 기능에 이상이 나타나 위통, 식욕부진, 신트림이 생기며 비장 기능의 이상으로 인한 복통, 설사, 장명(腸鳴, 뱃속에서 꾸르륵 소리가 나는 증상) 등이 나타난다. 간기울결이 진행되면 간양상항(肝陽上亢)이 되어 열기가 누적되므로 어지러움과 두통이 생기고 풍기(風氣)로 발전되기도 한다.

간장혈(肝藏血)

간장은 혈액을 저장하고 혈액 양을 조절하는 기능을 한다는 뜻으로, 인체의 혈액 중 전체의 약 10%에 해당하는 450ml의 혈액이 간장에 있고, 인체에 혈액이 많거나 부족할 경우에 혈액을 공급하거나 수용하는 역할을 한다. 간장이 반드시 일정량의 혈액을 저장해야만 정상적인 소설 기능을 유지할 수 있다.

인간이 활동하는 낮 동안에는 심장에 의해 경맥을 따라 돌면서 말초 부위까지 운행하던 혈(血)이 자려고 누우면 간장으로 돌아와 저장되어 노폐물도 제거하고 해독도 하면서 몸을 재생시킨다. 잠에서 깨어나면 간장은 강한 소설 작용에 의해 저장했던 혈을 온몸으로 보낸다. 간병(肝病)으로 간혈(肝血)이 부족하면 다음과 같은 증상들이 생길 수 있다.

❶눈이 건조하고 깔깔해진다.

- 근맥이 당기고 팔다리가 저리며 감각이 떨어진다.
- 관절의 운동이 원활치 못해진다.
- 생리양이 줄어들거나 생리를 하지 않는다.
- 꿈이 많아지고 잘 놀라며 불안하여 잠을 이루지 못한다.

간장의 기능과 병리를 제대로 파악하려면 오행배당표의 내용을 다시 한 번 살펴볼 필요가 있다. 오행배당표에서 간장은 담낭과 함께 목(木)에 속하며 눈, 힘줄(筋), 손발톱 등이 이에 귀속된다. 따라서 임상에서는 이 기관들의 변화를 통해 간장의 상태를 파악할 수 있다.

표리관계인 담낭은 담즙을 저장하고 배설하는 작용을 하며 위장으로 하여금 담기(膽氣)의 도움을 받아 위기(胃氣)를 하강하게 하는데, 이로 인해 음식물을 소화하고 찌꺼기를 소장으로 전달하게 한다. 또한 담주결단(膽主決斷)이라 하여 옳고 그름을 판단하여 결정하고 결단하는 것을 주관하며 각 장부의 기능을 조절하는데, 담낭에 병이 생기면 결단을 내리지 못하고 망설이거나 주저하게 된다.

간장을 건강하게 하는 영양소

간장에 도움을 주는 영양제로는 비타민 C, 마그네슘(칼슘은 근육을 수축하고 마그네슘은 근육을 이완시킴), 구연산, 실리마린, 루테인, 스피루리나, 녹색입홍합, 효소제, 오메가 3 등이 있으며 음식물로는 녹색의 야채, 커피, 갯벌에서 나는 식재료(조개류, 낙지 등), 패류(전복, 다슬기 등), 신맛의 음식, 누린 냄새의 음식 등이 있다.

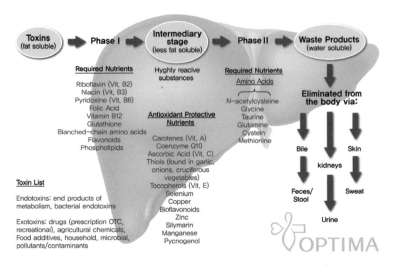

[간장의 해독에 필요한 영양소와 그 과정]

여기서
잠깐

오메가 3

오메가 3는 불포화지방산으로서 혈액에서 포화지방산을 밀어내고 콜레스테롤 수치를 낮추기도 하지만, 자연에서 바라보는 오메가 3가 간장에 좋은 이유는 다음과 같다.

오메가 3는 보통 등 푸른 생선에 다량 함유되어 있는데, 등 푸른 생선은 다른 물고기에 비해 폐장이 약해서 아주 옛날부터 심해(深海)보다는 산소가 많은 바닷물의 표면에 서식했다. 그러다 보니 하늘을 나는 새들의 먹잇감이 되기 쉬워서 자신을 보호하기 위해 바닷물과 같은 푸른색 등을 갖게 되었다는 진화론적 견해도 있다. 사상의학에서 보면 폐장이 약하고 간장이 실한 사람이 태음인인데, 동물 역시 폐장이 약하면 간장이 튼실하다. 등 푸른 생선도 폐장은 약하나 간장이 튼실하기 때문에 사람의 간장에는 좋은 먹을거리가 되는 것이다.

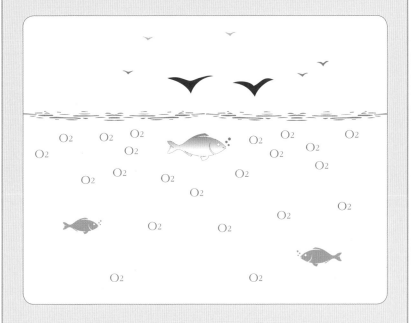

녹색의 야채

간장의 색이 녹색이므로 역시 녹색의 야채가 도움이 되는데, 간장은 음의 장부이므로 뿌리보다는 위로 뻗어나는 양의 성질을 가진 잎이 발달된 채소가 더 좋다. 시금치, 냉이, 브로콜리 등이 있으며 상추도 옆으로 자라는 붉은색보다는 위로 자라는 푸른색 상추가 간장에 좋다.

신맛의 음식

신맛은 수렴 작용이 강하고 간장의 기운을 돕는다. 신맛이 나는 과일은 산성이 아니라 알칼리성 식품이다. 과일 속에 들어 있는 금속은 이온 상태로 되어 알칼리성 식품이며 신맛이 난다. 혈액은 약 90%가 물로 구성되어 있고, 1분에 1.4리터 정도의 혈액이 간장을 통과하므로 간장이 안 좋으면 신맛이 나는 과일을 먹거나 알칼리수를 마시는 것이 좋다.

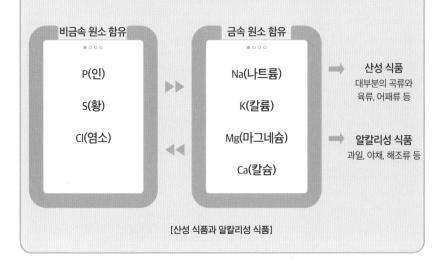

[산성 식품과 알칼리성 식품]

간장과 인간관계

현대인들은 건강에 나쁜 음식, 스트레스, 누적된 피로, 컴퓨터나 스마트폰의 과도한 사용 등으로 간장의 기운을 많이 소모하고 있다. 우울증 환자가 점점 늘어나고 자살률이 크게 증가하는 이유도 좁은 땅에서 많은 사람들과 인간관계를 맺으며 간장의 기운을 많이 사용하고 있기 때문이다.

사람들은 직업상 각종 모임에 참여하고 취미 활동 등으로 많은 사람들을 만나며 좋은 관계를 유지하기 위해 간장의 인자함과 부드러운 기운을 많이 사용하게 되는데(옛날에는 만나는 사람이 적어 목木의 기운을 별로 사용할 일이 없었다), 그러면서 상대가 기분 나쁘게 하거나 무례하게 해도 그것을 참으며 스스로 자신의 감정을 조절해야 하는 어려움이 생기게 되었다. 제대로 풀지 못한 나쁜 감정과 스트레스는 그대로 간장에 화(火)로 쌓여 간장을 점차 상하게 하고 근육을 굳게 하는 것이다. 그러므로 가능한 한 지인과의 관계에서는 자신의 감정을 표현하고 사는 것이 좋다. 그리고 계속 봐야 하는 가족, 가까운 친구, 가까운 직장 동료 외에 일상적인 인간관계에서는 굳이 간장의 기운이 사용되는 부드러움과 인자함으로 사람들을 대할 필요는 없다. 또한 자신의 나쁜 기분은 가능한 한 밖으로 표출하고, 좋지 않은 관계의 사람은 만나지 않음으로써 불필요한 인간관계를 줄이는 것이 좋다. 이것은 사람들과 만날 기회가 너무 많아져서 간장이 약해지는 것에 대한 대비책이다.

우리 몸의 화(火), 심장

심장은 흉강(胸腔, 가슴 안)에 위치하고 모든 생명 활동에 중심이 되는 기관이다. 보통 자기 주먹보다 약간 크고, 근육으로 이루어졌으며 혈맥(血脈)과 신명(神明)을 주관한다. 심장에는 신(神)이 귀속되기 때문에 오장육부 중 가장 중요한 장기이며 '마음을 가진 장기'라는 의미도 가지고 있다. 따라서 악수는 상대방과 마음을 주고받는 인사다(심장의 기운은 심포경락의 노궁혈勞宮血이 있는 손바닥을 통해 발현된다).

또한 심장은 오행 중 화(火)에 속하므로 온열(溫熱)이 있어 인체에 열을 운반하고 염상(炎上, 불꽃을 뿜으며 타오름)하려는 성질이 있다. 특히 우리나라 사람에게 많은 화기(火氣)와 화병(火病)은 참는 것을 미덕(美德)으로 보는 사회적 통념 때문에 심열(心熱)이 가득 차서 발생하는 것으로 생각할 수 있다. 심장의 주요 기능은 다음과 같다.

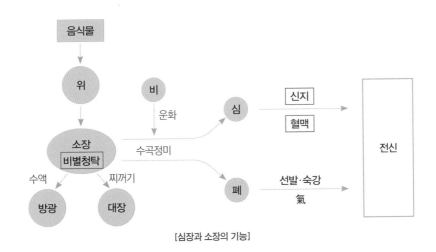

[심장과 소장의 기능]

심주혈맥(心主血脈)

심장이 혈맥(血脈)을 주관한다는 뜻으로, 심장 박동(1회에 $60~80ml$를, 남자는 1분에 $60~70$회, 여자는 $65~75$회)에 의해 핼액을 전신으로 수송하고 영양을 공급하는 작용을 한다. 따라서 심장은 혈관계와 림프계를 포함하는 순환계를 다스리는데 이에 의해 열이 전달되므로 체온을 조절한다. 심장에 이상이 생기면 손톱이 푸르게 변하고 얼굴에 생기가 없어진다.

심주신지(心主神志)

심장이 신지(神志)를 주관한다는 뜻으로, 여기서 신지(神志)는 넓은 의미에서 모든 인체 생명활농이 밖으로 표현되는 현상을 말하며 생명의 근본이고 정신이 변화하는 곳이다. 현대 의학적으로는 인간의 정신, 의지, 사유 등의 중추신경계 활동을 말한다. 따라서 심장에 이상이 있으면 정신의 이상, 불면, 다몽(多夢), 정신 불안, 반응 둔감, 건망(健忘) 등이 생기고, 정신이 맑지 못하게 된다.

옛 문헌에서 심장에 대해 소개한 내용을 보면 다음과 같다.

> ● 심장이 작으면 근심으로 병들기 쉽고, 심장이 크면 근심해도 잘 병들지 않는다. 심장이 든든하면 오장이 편안하고 병을 잘 막아낸다. 심장이 약하면 소갈(갈증)이나 황달에 잘 걸리고 속에 열이 잘 생긴다.
>
> ● 심장은 혈맥[脈]을 간직하는데 혈맥에는 정신이 머물러 있다. 심기가 허하면 슬퍼하고 실하면 계속 웃는다.
>
> ● 心者君火之官-심장은 혈액을 순환시켜 전신의 온도를 조절하는 주 역할을 하는 기관이다.
>
> -『황제내경』
>
> ● 잘 잊어버리고 기억해 두지 못하며 놀라면서 가슴이 두근거리고 불안하며 가슴속이 몹시 답답하고 참을 수 없이 괴로우며 즐거운 때가 없는 것은 다 심혈(心血)이 부족하기 때문이다.
>
> -『의학입문』

심장의 기능과 병리를 오행배당표에서 살펴보면 혀, 혈액, 얼굴 등이 심장에 귀속되므로 임상에서는 이 기관들의 변화를 통해 심장의 상태를 파악할 수 있다.

심장과 표리관계인 소장은 비별청탁(泌別淸濁, 깨끗한 것과 탁한 것을 구별함)의 기능을 가지고 있어서 위장에서 소화된 음식물을 2차적으로 완전히 소화하여 정미물질은 흡수하고 찌꺼기는 대장으로 내려보낸다. 대사 후에 수액은 방광으로 스며들어 소변이 된다.

심장과 소장은 화(火)에 속하므로 밤낮 교대로 혈액 대사를 하며 소장의 연동운동은 심장의 수축, 확장 운동과 일치한다. 또한 순환을 주관하는 심장은 항상 활발하게 움직이고 열이 많은 기관이므로 암이 생기지 않으며 소장에서도 역시 암은 거의 발견되지 않는다. 그러나 요즘은 먹을거리가 워낙 좋지 않아 소장암이 생기기 시작했다. 소화기암의 2% 정도가 소장에서 발생한다.

심장을 건강하게 하는 영양소

심장에 도움을 주는 영양제로는 코엔자임 Q10(혈관을 튼튼하게 하는 항산화제), 오메가 3, 마그네슘, 카르니틴, 베타카로틴, 나이아신, 나토키나제, 비오틴, 우황청심환 등이 있으며, 음식물로는 견과류, 생선, 양파, 홍국, 수수, 염소 고기, 와인, 쓴맛의 음식(산나물, 영지버섯, 익모초, 자몽 등), 탄내 나는 음식 등이 있다.

심장과 열

심장은 오행배당표에서 화(火)에 해당하므로 우리 몸에서 심장 경락이나 심장의 기운이 발현되는 곳에서는 반드시 열이 생긴다. 그러면 피부는 냉각 장치인 땀구멍을 통해 땀으로 열을 배출시키는데, 보통 땀샘이 많은 곳은 몸에서 가장 뜨거운 부위이며 이마(249쪽 참조, 얼굴로 보는 오장육부), 손바닥, 겨드랑이(수소음 심경이 지나는 부위)가 여기에 해당한다. 우리 몸이 스스로 심장의 열을 발산시키기 위해 심장의 기운이 지나는 자리에 땀구멍을 많이 배열한 것이다.

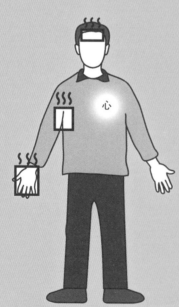

그래서 그림에서처럼 이마에서는 열이나 잔여드름 등이 나타나고, 손에서는 열, 땀, 가려움증, 발적, 수포, 부종, 통증, 손톱 주위의 거스러미 등으로 나타나며 겨드랑이에서는 액취증이나 종기, 염증 등으로 나타난다.

한포진(汗疱疹)은 주로 수족다한증이 있는 사람에게서 흔하게 발생하는 피부면역질환인데, 전체 환자의 80% 이상이 주로 손에 생긴다. 손의 땀은 긴장이나 스트레스 과다로 인한 심장열의 발현이다. 그러므로 한포진이나 수

족다한증은 심장 열을 내려서 치료하는 방법을 찾아야 한다. 손바닥을 맞부딪히는 운동은 심장을 튼튼하게 하는 좋은 단련법이다.

아기들이 박수를 치면서 좋아하는 것은 심장 열을 내리려는 자구적인 행동이며 전통 놀이인 '잼잼', '짝짜꿍짝짜꿍', '곤지곤지'의 손놀이는 아기들의 심장을 강화하는 운동이다. 독자 여러분들 역시 기쁜 일이 생기면 박수를 많이 치고, 평소에도 심장 건강을 위해 힘껏 박수를 자주 치길 바란다.

우리 몸의 토(土), 비장

현대 의학적 관점에서는 다소 견해의 차이가 있으나, 한의학적으로 비장의 기능을 풀이하면 인체의 모든 소화 기능을 총칭하므로 췌장, 위장, 비장, 간장의 일부 작용과 기능을 아울러 지칭한다고 보는 것이

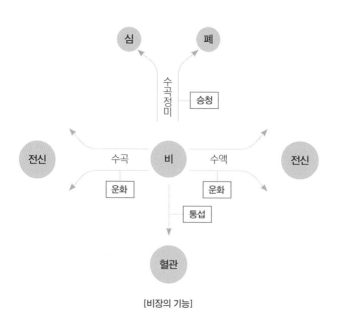

[비장의 기능]

타당하다. 위장와 소장은 음식물을 소화·흡수하지만 그 동력은 비장이 제공한다. 그러므로 비장은 위에서 기본적으로 만들어진 물과 음식물을 변화시키고 수송하여 오장육부와 사지를 영양하고 기혈을 만들어 비주사말(脾主四末)[21] 한다. 그 기능은 다음과 같다.

비주운화(脾主運化)

비장이 운화(運化)를 주관한다는 뜻인데, 이때 운화는 음식물과 수분을 실어 나른다는 의미를 포함한다.

섭취한 음식물을 소화 흡수하여 각 장부에 필요한 영양물질을 공급하는 기능을 '수곡(水穀)의 운화'라 이르는데, 쉽게 말해 오장육부에 영양분을 전달하는 것이다. 따라서 비장의 운화 작용이 부실해지면 복창(腹脹)[22], 변당(便溏), 식욕부진, 권태 등이 생기고 살이 마른다.

또한 비장은 인체 각 부위에서 필요로 하는 수분을 공급하고, 불필요한 수분은 배설함으로써 적정량 이상의 수분이 체내에 머물지 못하도록 하는 '수액(水液)의 운화' 작용도 한다. 따라서 비장의 기능이 떨어지면 습(濕), 담(痰), 음(陰)이 생성[23]되어 각종 질병을 일으킨다.

---

21 비장의 기운이 사지를 주관한다는 뜻으로, 비위의 기능이 저하되면 전신 사지에 기혈의 순환이 안 되어 수족 냉증, 하복냉증, 손발 저림 등의 증상이 생긴다.

22 배가 더부룩하게 불러오는 증상.

23 『동의보감』에서 '담음은 비위에서 발생하여 폐에 저장된다'고 되어 있다(100쪽 담음 참조).

비주통혈(脾主統血)

비장이 혈액을 도맡아 다스린다(統攝, 통섭)는 의미로, 비장은 생혈 (生血, 혈액을 만듦) 작용을 기본으로 하여 통혈(統血, 혈액을 통솔함) 작용과 섭혈(攝血, 혈액의 흐름을 통제하고 출혈을 방지함) 작용을 하므로 몸속에 있는 혈액이 정상적인 혈관과 경락으로 순환하게 하고 몸 밖으로 유출되는 것을 막는다. 따라서 비장이 허하면 변혈(便血), 뇨혈(尿血), 코피(衄) 등의 출혈 증상과 타박 시 멍이 잘 들고 빈혈이 생긴다.

비주승청(脾主升淸)

비장이 승청(升淸)을 주관한다는 뜻으로, 여기서 승청(升淸)이란 맑은 기운으로 올라간다는 뜻인데, 비장이 음식물이나 수분 등 영양물질을 흡수하여 심장, 폐장, 두목(頭目) 등을 거쳐 기혈로 변화되고 심폐의 작용에 의해 전신에 영양을 공급하는 것을 말한다. 따라서 비장에 이상이 생기면 정신이 혼미하고, 기운이 없거나 어지럼증, 복창, 설사 등이 생긴다.

오행배당표에서 비장은 위장과 함께 토(土)에 속하며 입(口), 입술(脣), 기육(肌肉) 등이 이에 귀속된다. 비장의 운화(運化) 기능이 떨어지는 사람은 형태학적으로 입이 크다. 입이 큰 것은 많이 먹기 위함인데 이것은 비장 기능이 떨어져 늘 영양이 부족한 상태이므로 몸에서 자구적으로 먹는 양을 늘리기 위함이다. 기육은 비장에 귀속되므로 비장이 좋아지면 살이 찐다.

비장과 표리관계인 위장은 음식물을 받아들여 초보적인 소화 과정을 거친 후 위의 기능 중 통강(通降) 작용에 의해 부숙(腐熟, 음식물을 죽과 같은 상태로 소화시킴)된 상태로 소장으로 내려 보낸다. 즉 비장의 기는 흡수한 수곡의 정기를 심장과 폐장으로 상승시키지만 위장의 기는 음식물을 소장으로 하강시킨다고 볼 수 있다.

비 · 위장을 건강하게 하는 영양소

비·위장에 도움을 주는 영양제로는 비타민 B군, 효소제 등이 있으며 음식물로는 찹쌀, 인삼, 양배추, 닭고기, 대추, 감초, 노란색의 음식(당근, 카레, 둥굴레, 고구마, 망고 등), 단맛(설탕, 꿀, 엿, 포도당 등) 또는 단내 나는 음식이 좋다. 반면 너무 뜨겁거나 차가운 음식, 과식, 과음은 비장과 위장을 상하게 한다.

효소 이야기

우리 몸 안에서 활동하는 효소는 기능에 따라 크게 둘로 나뉘는데, 하나는 음식물을 소화·분해하는 데 관여하는 '소화효소'이고, 다른 하나는 질병을 치료하고 각종 대사활동에 참여하며 생명을 유지시키는 '대사효소'이다. 이 두 효소군은 한쪽이 부족하면 다른 쪽이 보충해 주는 상호 보완적인 관계에 있다.

현대인들은 못 먹어서가 아니라 과식, 나쁜 음식물의 섭취, 불규칙적인 식사 습관 등으로 인해 각종 질환에 시달린다. 더구나 요즘 우리 식탁에 오르는 많은 음식은 배송 과정의 지연, 방부제·색소 등의 각종 첨가물 함유, 냉장 보관, 가공식품, 인스턴트식품 등으로 인해 우리 몸의 효소를 많이 사용해야 대사될 수 있는 것들이 대부분이다. 이러한 식품은 소화 효소를 지나치게 많이 사용하게 하므로 대사효소의 소모를 가져오는데, 몸에서는 대사효소의 부족으로 각종 질환이 발생하고 노화가 빠르게 진행된다. 개나 고양이와 같은 동물들은 아프면 며칠씩 굶어서 소화효소를 줄임으로서 몸을 치유하기 위해 대사효소의 생산을 늘리는 자구적인 노력을 하여 방어기제를 높인다. 그래서 저영양 시대에 부모님께서 말씀하시던 "몸이 아프면 더 많이 먹고 힘을 내야 한다"는 말은 현대에 어울리지 않는 얘기가 되었다. 아플수록 덜 먹어야 몸에서는 소화효소로의 분비를 막고 그만큼 늘어난 대사효소를 사용하여 질환을 치료할 수 있기 때문이다.

우리 몸은 효소를 무한정으로 만들어낼 수 없고, 나이가 들면서 점차 생성량이 줄어듦으로 이 두 효소의 균형이 건강을 유지하는 데 무엇보다 중요하다. 이 두 효소의 몸에서의 균형 관계를 살펴보면 다음과 같다.

① 정상적인 건강 상태일 때

잠재적 효소 ➡ **대사효소(70%)** 〉 소화효소(30%)

② 과식, 폭식 또는 수시로 먹거나 외부의 효소 공급이 적을 때
  ● 수명단축, 대사성 질환, 각종 질병 발병

잠재적 효소 ➡ **대사효소(50%)** ≒ **소화효소(50%)**

③ 소식, 외부의 효소 공급이 많을 때
  ● 장수, 최상의 건강 유지

잠재적 효소 ➡ **대사효소(80%)** 〉 소화효소(20%)

우리 몸의 금(金), 폐장

폐장은 횡격막 바로 위에서 심장을 사이에 두고 좌우로 나누어 위치하며, 호흡을 주관하는 장기로서 심장을 도와 기혈(氣血)의 운행을 조절하는 역할을 한다. 전신에 기의 승강출입운동을 조절하고 진액의

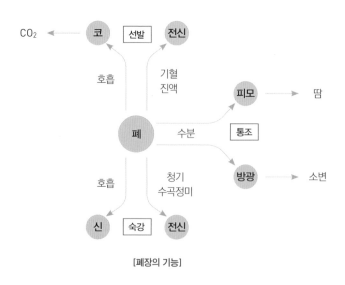

[폐장의 기능]

수포와 운행, 배설을 조절하며 오장 중에 가장 위쪽에 있기 때문에 화개(華蓋, 덮개)라고 부르기도 한다. 폐장의 생리 작용은 다음과 같다.

선발(宣發) 작용

선(宣)은 '선포(宣布)'의 줄임말로 '넓게 편다'는 뜻이고 발(發)은 '발산(發散)'의 줄임말로 '내보낸다'는 뜻이다. 이는 폐장이 널리 이로운 기운을 나누어 주고, 탁한 기운과 수분은 몸 밖으로 내보내는 기능을 한다는 의미다. 그렇기에 폐장의 선발 작용은 폐장의 기운이 인체의 상부로 올라가고 바깥으로 퍼져나가는 작용이다. 이러한 선발 기능이 좋지 않으면 폐기가 막히는 증상이 나타나는데 가슴이 답답하고 기침을 하며 가래가 나오고 숨을 내쉬기 힘들어진다. 또한 코 막힘, 재채기, 무한(無汗, 땀이 나지 않음)의 증상이 생긴다.

숙강(肅降) 작용

숙(肅)은 '청숙(淸肅)'의 줄임말로 '맑게 한다'는 의미이고, 강(降)은 '하강(下降)'의 줄임말로 '아래로 내린다'는 뜻이다. 이는 산소 호흡을 통하여 맑고 깨끗한 자연계의 청기(淸氣)를 흡입하고, 비장에서 운반된 진액과 음식물 및 수분을 아래로 퍼져나가게 하는 기능이다. 그리고 동시에 노폐물을 신장으로 보내어 몸 밖으로 빠져나갈 수 있도록 한다. 다른 면에서 보면 오장육부가 움직이면서 생긴 열은 자연스럽게 위로 올라와 폐장으로 모이게 되는데, 이 열을 식혀 열기가 머리쪽으로 몰리지 않게 하고 청량한 기운을 오장육부로 내려주는 작용을 하는 것이다. 폐장이 아래에서 올라오는 열을 식혀주는 인체의 라디에이터 역할을 하는 것이다. 그래서 오행 중 금(金)에 속한다.

숙강 기능이 안 좋으면 폐기가 맑지 않고 내려가지 못하므로 호흡이 짧아지고 얕아져 호흡곤란, 기침과 가래가 생기고 각혈(略血)을 일으키거나 천식 등이 생긴다.

통조수도(通調水道)

이는 수도(水道)를 소통시키고 조절한다는 뜻으로, 여기서 수도란 수액이 운행되고 배설되는 통로를 의미한다. 폐장의 기능은 선발, 숙강을 통해 인체의 기혈진액을 전신으로 퍼지게 하지만 동시에 수액대사에도 관여하여 수액이 전신으로 퍼져나가게 하고 배설을 조절한다. 이를 통해 땀과 소변이 잘 나오게 하므로 이 기능에 이상이 생기면 담음(痰飮)이 생성되고, 부종이 나타나게 된다.

> 여기서
> 잠깐
> ❦
>
> **담음(痰飮)**
> '넓은 의미에서 여러 가지 수음병(水飮病)을 통틀어 이르는 말'이다. 몸 안에 진액이 여러 가지 원인으로 제대로 순환하지 못하고 일정한 부위에 몰려서 생긴 병증을 말한다. 원인은 주로 비(脾)·폐(肺)·신(腎)·삼

초(三焦)의 기능 장애와 관련된다(한국전통지식포탈).

『동의보감』에서는 '십병구담(十病九痰)'이라 하여 10가지 병 가운데 9가지는 담(痰) 때문이라 말하고, 우리 몸에서 담으로 인해 발생하는 질환이 흔하다고 보는데, 우리 몸에서 좀 짙은 생리적 노폐물을 담(痰)이라 하고, 묽은 생리적 노폐물을 음(飮)이라 한다. 그래서 일반적으로 몸속의 노폐물을 담음(痰飮)이라 부른다.

흔히 '담 결린다'는 표현이나 가래침을 일컫는 '담'도 담음인데, 담음은 우리 몸속에 존재하는 진액이 림프계에서 순환이 되거나 체외로 배출되는 등의 정상적인 과정을 거치지 못하고 체내에 노폐물로 남게 되어 병을 일으키는 물질로 변한 것을 의미한다. 즉 피가 죽은 것을 어혈(瘀血)이라고 한다면 물이 죽은 것을 담음에 비유할 수 있다. 담음이 생기는 원인은 다음과 같다.

- 감기 등으로 인한 폐장 기능의 손상(폐장의 통조수도 기능의 저하, 100쪽 참조)
  - 섭생을 잘못 함으로 인한 비·위장 기능의 저하(비장의 수액운화 기능의 저하, 93쪽 참조)
  - 신장 기능이 떨어져 수분 배출이 원활하지 않아서(신장의 신주수 기능의 저하, 105쪽 참조)
  - 삼초의 수분 처리 기능의 저하로 인한 순환 장애
  - 스트레스로 인한 울화병

담음은 일종의 병리적 산물이지만 그것이 형성된 후에는 우리 몸의 여기저기를 돌아다니며 오장육부 및 경락의 생리 기능을 손상시킴으로써 기혈의 소통을 방해하기 때문에 각종 질환의 원인이 된다. 진액이 있는 곳은 다 생길 수 있는데 특히 신경계, 소화계, 순환계, 근골격계 등에서 자주 나타난다.

- 담음이 머리에 머물면 두통, 어지럼증, 기억력 감퇴 등의 증상이 나타난다.
- 폐장에 머물게 되면 천식, 가래, 기침, 비염 등이 생긴다.
- 심장에 머물게 되면 가슴 두근거림, 불안감, 불면, 정신 혼미, 공황장애, 중풍 등이 생긴다.
- 소화기에 머물면 자주 체하고 속 쓰림, 오심, 구토, 안 먹어도 헛배가 부름, 잦은 트림, 변비, 설사 등이 생긴다.
- 가슴에 머물면 이유 없이 가슴이 답답하거나 가슴에 불이 나는 듯한 증상이 나타난다.
- 근골격계에 머물면 마비감, 뻣뻣한 증상이 생기거나 담이 결려 움직일 때마다 뜨끔뜨끔하게 아프고 기침할 때에도 아프다.
- 전신으로 담이 머물면 몸이 무겁고, 노폐물이 쌓여 비만이 된다.

폐장은 오행배당표에서 대장과 함께 금(金)에 속하며 코, 피부, 모(毛) 등이 이에 귀속된다. 그래서 비염, 천식 등의 호흡기 질환이나 아토피, 건선 등의 난치성 피부질환의 치료는 폐장과 대장의 치료가 먼저 해결되어야 한다.

폐장과 표리관계인 대장은 잉여 수분의 흡수와 소장에서 받은 탁(濁)자를 배변으로 변(變)하여 배설한다.

폐장을 건강하게 하는 영양소

폐장에 도움을 주는 영양제로는 비타민 A, D(비닐하우스에서 자란 재료는 비타민 D가 결핍되어 있어 도움이 적다)와 아미노산, 유산균제제[24] 등이 있으며, 음식물로는 흰콩, 견과류(밤, 잣, 호두, 땅콩 등), 밀, 현미, 율무, 배, 도라지, 소고기, 매운맛의 음식(김치, 고추, 파, 생강 등), 금(金), 비린내의 음식 등이 있다.

---

[24] 사상체질 중에 폐장이 좋은 태양인은 대장도 길고 대장의 기운이 넘쳐나기에 유산균은 오히려 안 좋은 음식으로 분류된다.

우리 몸의 수(水), 신장

신장은 허리 부분(腰部, 요부)의 척주 양쪽, 즉 배의 등 쪽에 각각 하나씩 위치하나 한의학에서 말하는 신장은 신장뿐 아니라 고환, 난소, 자궁, 성기, 부신 등의 부속 기관을 포함하며 선천지본(先天之本), 즉 장부 음양의 근본이고 사람이 태어나기 전부터 간직하고 있는 원기(元氣)가 깃들어 있는 곳이다. 신장의 생리 기능은 다음과 같다.

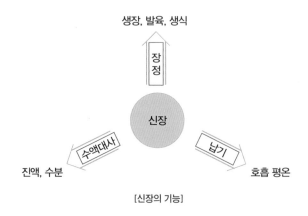

[신장의 기능]

장정(藏精) 작용

장(藏)이란 감추어 저장하는 것을 의미하고, 정(精)이란 정기(精氣)로 인체를 구성하는 기본 물질이며 생장 발육과 각종 기능 활동의 물질적 기초가 된다. 그래서 신장은 생장(生長), 발육(發育), 생식(生殖)을 주관한다.

정기(精氣)는 선천지정(先天之精)과 후천지정(後天之精)을 포함하는 것으로 선천지정은 부모로부터 물려받은 선천적인 생명의 발생에 필요한 물질이며, 후천지정은 출생 이후 섭취한 음식물이 비위 운화를 거쳐 생성된 수곡의 정기가 성장 발육을 위해 신장에 저장된 것이다. 이 양정(兩精)을 물질적 기초로 삼아 신양(腎陽)과 신음(腎陰)으로 활동하게 되는데, 신양은 인체 각 장부가 자신의 고유한 기능을 하도록 기운을 공급하고 따뜻한 온기를 제공한다. 부족하면 피로, 무력, 손발이 차고 허리와 다리가 시리고 아프다. 또한 소변에 이상이 생기고 성기능 감퇴와 수종(水腫, 부종)도 생긴다. 신음은 인체의 각 장부를 촉촉하게 적셔주고 윤택하게 하는 역할인데 부족하면 내열, 현운, 이명, 유정(遺精, 정액이 저절로 나오는 병)이 생기고 허리와 무릎이 시큰거리며 힘이 없어지는 증상이 생긴다.

신주수(腎主水)

신장이 수액대사를 주관한다는 뜻으로, 신장은 전신의 수액대사에 대하여 추동작용(推動作用, 물체에 힘을 가하여 앞으로 나아가게 하거나 흔듦)을 한다. 이는 전신의 수분이 각 길을 통해 잘 분포되도록 도와주고, 남아도는 수분을 소변으로 배설시켜서 진액의 수포(輸布, 인체에 골고루 분배하고 퍼지게 함), 소변의 생성과 배설에 중요한 조절 작용을 하는 것이다.

신주납기(腎主納氣)

신장이 납기(納氣)를 주관한다는 의미로, 여기서 납기란 폐장에서 흡입한 청기(清氣)를 받아들여 호흡이 얕아지는 것을 막아주는 작용을 말한다. 이것은 '폐주호기(肺主呼氣), 신주납기(腎主納氣)'라 하여 폐장은 소설 작용을 통해 숨을 내보내고 신장은 폐장의 숙강 작용을 도와 숨을 받아들인다는 뜻인데, 이는 폐장이 들이쉰 숨을 신장이 받아들여야 숨쉬기가 정상적으로 진행된다는 것이다. 그러므로 신장의 기운이 약하면 들숨이 짧아져 호흡이 더욱 힘들어지고 기침 등을 유발한다.

신장은 음양오행배당표에서 방광과 함께 수(水)에 속하며 귀, 골수, 모발(髮) 등이 이에 귀속된다. 그래서 이명은 신장이 약해진 상태의 증상이며 신장이 약해지면 골다공증이 생기고 탈모가 진행된다. 그러므로 나이가 들어 신장 기능이 떨어지면 골다공증이 생기고 탈모가 진행되는 것은 자연스러운 현상이다.

신장과 표리관계인 방광은 소장에서 갈라져 스며들어온 수액을 저장하고 배설한다.

신장을 건강하게 하는 영양소

신장에 도움을 주는 영양제로는 비타민 E, K, 미네랄, 아연, 오메가 3, 오메가 6 등이 있으며, 음식물로는 천일염, 검은콩, 검은깨, 검은 쌀, 숯 등의 블랙 푸드, 돼지고기, 오리고기, 해초류(김, 미역, 다시마, 함초 등), 은(銀), 짠맛의 음식(너무 많이 섭취하면 신장의 압력이 높아져 오히려 신장이 나빠짐), 구린내 나는 음식(청국장, 된장, 조선간장 등)이 좋다.

> **여기서**
> **잠깐**
> ♥
>
> ## 미네랄
>
> 미네랄은 우리 몸의 pH를 7.4로 맞추어 신경전달을 원활하게 하고 장 내 환경을 정상화하여 대장의 흡수 기능을 좋아지게 한다. 또한 장이 건강해야 미네랄의 흡수가 원활하게 이루어지는데 이는 금생수(金生水)의 원리에 따라 신장 기능에도 도움을 준다.
>
> 가난했던 옛날에는 흙을 먹는 아기들을 흔하게 볼 수 있었다. 아기들은 동물적인 감각으로 살기 때문에 미네랄의 부족함을 스스로 느껴 그것을 흙으로부터 채우려는 자구적인 행동이다. 예전에는 잘 먹지 못해서 미네랄 결핍이 많았지만, 현대에서는 여러 가지 이유로 몸에서의 미네랄 부족이 나타나 신장의 기능을 저하시키고 있다(170쪽 참조). 미네랄 부족 증세는 주로 갈증으로 나타나는데 일상생활에서 갈증이 자주 난다면 미네랄을 보충해주는 것이 좋다. 미네랄은 녹색 잎 채소, 해조류(다시마, 미역 등) 등에 많이 함유되어 있다.

아연

아연도 신장에 좋은 영양분인데 아연은 인체에 존재하는 수분의 화학적인 구조를 육각형으로 유지시키는 기능을 하므로 수액대사를 주관하는 신장에 도움이 된다. 고혈압, 당뇨 등의 만성질환자나 암 환자들이 가진 체내 수분의 화학적인 구조는 오각형이 많다.

오메가 3, 오메가 6

오메가 3와 오메가 6도 신장에 도움을 주는데 적혈구의 변형능을 올려 미세한 혈관을 유연하게 통과할 수 있도록 하므로 특히 모세혈관이 많은 신장의 기능을 원활하게 해준다.

신장의 휴식 관리

신장은 우리 몸의 진액(津液)을 만드는 곳이다. "진을 뺀다"는 우리말에서의 그 '진(津)'이다. 일 년 중에서는 겨울, 하루 중에서 밤은 음과 진액, 에너지를 만드는 시간이다. 그래서 옛 선인들은 진액을 다 쓰고 나면 신장의 휴식을 취했는데, 농사일이 끝난 겨울에는 놀거나 농사의 기구 등을 손질하며 휴식을 취했고, 밤에는 일찍 잠자리에 들었다. 따라서 신장이 약한 사람들은 겨울에는 가능한 한 일을 덜하고 운동도 덜하며 밤에는 일찍 자야 한다. 그래야 1년을 건강하게 보낼 수 있다.

하품

하품은 신장의 기운이 떨어졌을 때 나오는 우리 몸의 자구적인 행동이다. 신장의 기운이 떨어지면 폐장, 간장, 신장 사이의 순환이 잘 이루어지지 않아 전신에 산소가 부족해지는데, 이때 들숨을 크게 하여 몸 안에 산소를 공급하기 위함이다. 그러므로 하품을 자주 할 때는 짠맛의 음식을 섭취하면 된다. 하품하는 것을 피곤하다고 생각하여 커피 등 카페인 음료를 마시게 되면 카페인에 의한 신장 장애로 오히려 더욱 피곤이 쌓이게 된다.

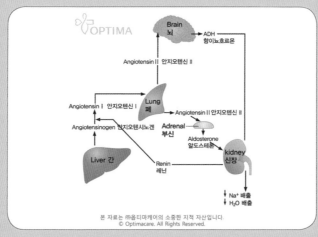

본 자료는 ㈜옵티마케어의 소중한 지적 자산입니다.
© Optimacare. All Rights Reserved.

오장의 상생 관계

인체에서의 오장은 오행으로 서로 도와주고, 억제하고, 조절하면서
원활한 생리 작용을 유지하는데 이러한 밀접한 상호관계가 파괴되면
병이 생긴다. 따라서 모든 병을 치료할 때에는 오행설에 기초한 이러
한 연관성을 잘 고려하여 방법을 찾아야 한다

PART 1에서 설명한 바대로 이러한 방법은 오행의 생극관계(상생,
상극), 승모관계(상승, 상모)에 의해 설명하고 치료 원칙을 세울 수 있
다. 다시 말하자면 오행의 상생, 상극은 사물의 정상적인 연관관계를
말하는 것이고, 오행의 상승, 상모는 정상이 아닌 연관 관계를 말하는
것이다. 즉 오행의 상생, 상극이 생리적인 관계를 통하여 인체의 평형
의 상태를 유지한다고 설명한다면 상승, 상모는 병리적인 현상을 설
명한다고 말할 수 있다.

●상생(相生, Inter Promoting), 상극(相剋, Inter Acting)
  ▶▶ 생리적인 현상, 정상적인 관계

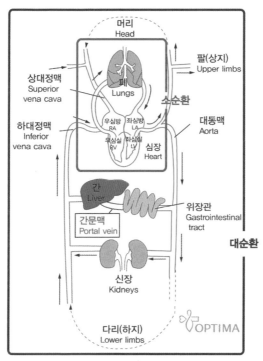

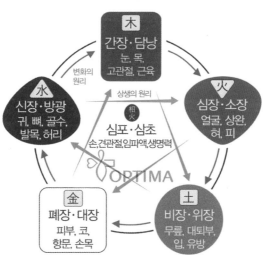

[전신 혈액 순환 도표]

● 상승(相乘, Over Acting), 상모(相侮, Counter Acting)

▸▸ 병리적인 현상, 비정상적인 관계

상생(相生, Inter Promoting) 관계

오행의 상생 관계는 한쪽이 상대하는 다른 쪽을 생(生)하는 것을 말한다. 이러한 상생의 관계는 앞서도 말했듯이 모자(母子) 관계로 설명할 수가 있는데, 이를 바탕으로 인체에서는 장부의 허실에 따라 모보자사(母補子瀉)의 치료 원칙이 적용된다. 모보자사는 본장이 허할 때는 모(母)를 보하고 실할 때는 자(子)를 사한다는 의미이고, 허보실사(虛補實瀉)의 의미이기도 하다. 여기서 실하다는 의미는 본장(本臟)이 병적으로 항진되어서 정상적인 기능을 원활히 수행할 수 없는 상

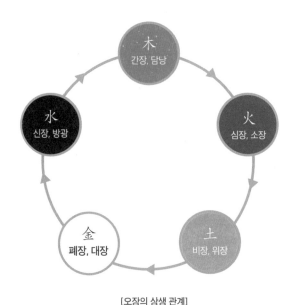

[오장의 상생 관계]

태를 말한다. 예를 들어, 간장이 허할 때는 수생목(水生木)에 따라 모장(母臟)인 신장의 기를 더해주고, 간장이 실할 때는 목생화(木生火)에서 자장(子臟)인 심장의 기를 사(瀉)해 주는 것인데, 이때 간장은 기능이 떨어져 병적으로 항진되어 있는 상태이다. 이러한 상생의 원칙은 본장(本臟)이 힘들면 자장(子臟)을 사하여 본장에서 나가는 기운을 막는다는 것이다. 본장(本臟)이 살아야 자장(子臟)이 살 수 있다. 즉 내가 살아야 줄 수 있는 것이다.

목생화(木生火)

오행배당표에서 목(木)에는 간장, 담낭이 속하고 화(火)에는 심장, 소장이 속하는데 간장은 혈의 양을 조절하고 심장은 혈의 출입(出入)을 조절한다. 따라서 간장은 혈의 노폐물을 해독하고, 심장으로 보내는 혈액의 양을 조절해주는 등의 작용으로 심장의 활동이 편하도록 돕는다. 목생화(木生火)의 원리를 인체에 적용한 몇 가지 예를 살펴보자.

- 간장의 혈이 부족해지면 간심혈허(肝心血虛)의 증세로 심계, 불면, 어지러움, 마비감 등이 나타난다. 한의학 방제로는 음혈(陰血)을 보충하는 산조인탕[25]이 있다.
- 심장의 '동방결절'에서는 주기적으로 전기신호를 내보내 동일한 리듬으로 심장을 박동시키는데, 이러한 심장의 전기신호에 영향

---

25 석고(石膏) 10g, 산조인(酸棗仁: 덖은 것)·인삼(人參) 각 6g, 지모(知母)·적복령(赤茯苓)·감초(甘草) 각 4g, 계심(桂心) 2g, 생강(生薑) 3쪽(『동의보감(東醫寶鑑)』). 허번(虛煩)으로 잠을 못 자면서 가슴이 답답하고 두근거리며 식은땀이 나고 어지러운 증상 또는 상한병(傷寒病) 때 토하거나 설사한 다음 허번증(虛煩證)이 생겨 자지 못하는 데도 쓴다. 신경쇠약증, 히스테리 등에 쓸 수 있다(한의학대사전).

을 주는 인자들은 복잡하고 다양하지만 대표적인 인자가 자율신경계다. 이 자율신경계는 간장의 대표적 병리적 증상인 간기울결(肝氣鬱結)과 관련이 깊다.

● 간장은 심장의 기능을 도와 인체의 체온을 일정하게 유지하는 역할을 한다(肝者相火之官, 『황제내경』).

● 사상의학에서는 간장을 '혈해(血海, 피의 바다)'라고 부르는데 간장에서 피를 만들고 정화하고 저장한다. 이것이 심장으로 보내진다.

● 간장은 혈액량을 조절하며 혈압 조절에 필요한 물질인 앤지오텐시노겐(angiotensinogen)을 합성한다. 즉 심장에 의한 전신의 순환이 적절히 이루어지지 않으면 이를 돕기 위해 혈압을 높이려는 노력으로 간장에서 앤지오텐시노겐이 분비되는 것이다. 이는 신장에서 분비되는 레닌(renin)에 의해 혈압 상승 물질인 앤지오텐신(angiotensin)으로 전환된다(185쪽 그림 참조).

● 간장은 간문맥 순환을 기본으로 하여 심장의 주요 기능인 체순환(대순환)을 돕는다.

● 심장과 표리 관계인 소장이 약해지면 인체는 간장의 해독 기능을 향상시킴으로써 소장에서 발생되는 독소를 제거하여 소장을 살린다.

● 심장이 약해지는 허혈성 심질환(협심증, 심근경색)은 간혈을 보충하여 심혈을 보완함으로써 치료할 수 있는데 보간환[26], 실리마린 제제 등이 도움이 된다.

---

26 숙지황(熟地黃) · 당귀(當歸) · 백작약(白芍藥) · 천궁(川芎) 각 5g, 강활(羌活) · 방풍(防風) 각 4g (『동의보감(東醫寶鑑)』). 간혈부족(肝血不足)으로 머리가 아프고 현기증이 나며 눈이 잘 보이지 않고 온몸이 아픈 데 쓴다(한의학대사전).

여기서
잠깐

간문맥(hepatic portal vein, 肝門脈) 순환이란?

간문맥 순환은 체순환의 일부로 위장, 소장, 대장, 췌장, 비장, 장간막으로부터의 여러 정맥이 합쳐져 간장으로 들어가고, 간장 내에서 모세혈관으로 갈라졌다가 다시 집합하여 간정맥으로서 간장을 지나가는 혈관계의 순환을 말한다. 이때 풍부한 영양물을 포함하고 있는 문맥혈은 그 영양물질의 일부를 간 조직 속에 남겨주고, 하대정맥(下大靜脈)에 합류한다. 여기서 간장의 혈류량(liver blood flow)은 분당 1.2~1.4리터이고 이는 심장 박출량의 약 1/4에 해당한다. 문맥은 거의 압력이 없으므로 간장이 튼튼해야 소화관의 영양소를 잡아 올릴 수가 있다. 또한 간장이 약해지면 혈액이 저류될 가능성이 아주 많은 곳이며 문맥의 저류는 전체 순환계 혈류량의 저류를 가져와 많은 장애를 초래할 수 있다.

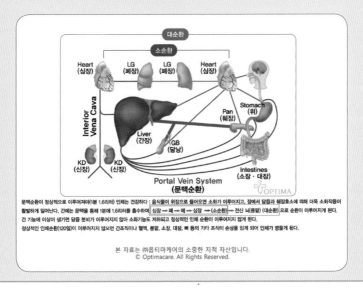

문맥순환이 정상적으로 이루어져야(1분 1.6리터) 인체는 건강하다 : 음식물이 위장으로 들어오면 소화가 이루어지고, 장에서 담즙과 췌장효소에 의해 더욱 소화작용이 활발하게 일어난다. 간에는 문맥을 통해 1분에 1.6리터를 흡수하게 된다. 심장 → 폐 → 폐 → 심장 → (소순환) → 전신 뇌(통팔) (대순환) 으로 순환이 이루어지게 된다. 간 기능에 이상이 생기면 담즙 분비가 이루어지지 않아 소화기능도 저하되고 정상적인 인체 순환이 이루어지 않게 된다. 정상적인 인체순환(120일)이 이루어지지 않으면 간조직이나 혈액, 통팔, 소장, 대장, 뼈 등의 기타 조직이 손상을 입게 되어 인체가 병들게 된다.

본 자료는 ㈜옵티마케어의 소중한 지적 자산입니다.
© Optimacare. All Rights Reserved.

PART 2 '음양오행'을 알면 질병을 이긴다

115

간문맥 순환이 안 되면
문맥압항진증이 생긴다

문맥은 5~10mmHg의 압력을 유지하고 있다. 만일 간장에 이상이 생겨 간장의 일부가 섬유화되어 딱딱하게 변하게 되면 혈액은 간장을 통과하기 어렵게 되고 그 양이 줄어들게 된다. 하지만 문맥으로 일정한 혈액 양이 계속 들어오기 때문에 결국 문맥의 압력이 상승해 10mmHg를 넘게 된다. 이를 문맥압항진증(門脈壓亢進症, portal hypertension)이라고 하며 문맥고혈압증이라고도 한다. 문맥압항진증이 생기면 주위 조직에 울혈이 생겨 다음과 같은 현상이 나타난다.

- 가슴이나 배꼽 주위에 보이지 않던 혈관이 나타난다.
- 간장 기능이 약한 소아의 얼굴에서는 미간에 푸른 혈관이 나타난다.
- 혀 밑의 혈관(설하 정맥, sublingual vein)이 커지거나 검푸르게 보인다.
- 식도정맥류가 생기고 심해지면 식도정맥류가 파열되어 피를 토하기도 한다.
- 비장이 커져서(splenomegaly) 적혈구의 제거 능력이 비정상적으로 항진되므로 빈혈이 생긴다.
- 치질이 생기거나 치열로 항문 통증, 출혈이 생기기도 한다.
- 간성구취(肝性口臭, fetor hepaticus)가 생긴다.

화생토(火生土)

화(火)에는 심장과 소장이 속하고 토(土)에는 비장과 위장이 속하는데, 심장의 활동이 왕성해지면 체온이 오르고 포도당(글루코스, glucose)를 태우는 연소작용(燃燒作用)도 왕성해져서 다량의 연료를 공급해야 하므로 식욕이 당기고 소화가 잘 되는 원리이다. 즉 심장의 양기가 비장의 운화를 돕는 것이다. 이러한 화생토의 원리를 인체에 적용한 예를 살펴보자.

- 심부전이 있거나 스텐트(stent) 시술을 한 환자를 보면 대부분 위장장애를 호소한다.
- 오행배당표에서 비오습(脾惡濕)은 '비장은 습(濕)을 싫어한다'는 말인데, 이것은 화생토(火生土)가 안 되어서 심장의 따뜻한 기운이 비장에 전달이 되지 않아 비장에 습이 생기는 것을 말한다.
- 한약제인 황련, 용담은 고미건위(苦味健胃, 쓴맛이 위의 소화 기능을 강하게 함)제로 쓰이는데 이 약제는 심장에 귀속되는 쓴맛을 가지고 있어서 미각을 자극함으로써 위장 기능을 증강시킨다.
- 오행배당표에서 심포와 삼초는 화(火)에 속하는데, 스트레스나 신경을 많이 써서 마음의 병을 가지게 되면 심포와 삼초의 기혈이 막히고, 이로 인해 배와 가슴 쪽에 기혈 순환이 막히게 되어 위장 운동에 문제가 생긴다. 현대 의학적으로는 '교감신경 항진증'에 의한 위장장애이다.
- 비·위장과 심장이 약해서 오는 증세(불안, 불면, 건망증, 혀가 자주

헌다, 변비)가 나타나면 비·위장에 사용하는 귀비탕[27]과 심장을 보(補)하기 위해 온담탕[28]을 함께 사용한다.

토생금(土生金)

토(土)에는 비장과 위장이 속하고 금(金)에는 폐장과 대장이 속하는데 비장과 위장에서 좋은 영양분을 전달해줘야 폐장과 대장이 좋아진다는 의미다. 오행배당표에서 보듯이 자연에서 금(金)은 식물의 열매다. 토(土)는 줄기이므로 줄기를 통해 열매는 영양 공급을 받는다. 토생금(土生金)의 원리를 인체에 적용한 예를 살펴보자.

- 비장의 운화(運化) 기능에 의하여 만들어진 수곡지기(水穀之氣)가 폐장의 생리 활동을 돕는다.
- 소화 기관은 입에서부터 항문까지 각기 다른 모양의 긴 관으로 연결되어 있기 때문에 음식이 비위를 거치면서 소화가 잘 되어야 대장이 편안하다.
- 피부는 금(金)에 속하는데, 피부질환이 생기는 것은 피부의 성장·유지에 필요한 영양 부족으로 원인은 소화 순환 장애에서부터 출발한다. 따라서 만성적인 습진, 아토피, 건선 등이 있다면 피부의

---

27 당귀(當歸)·용안육(龍眼肉)·산조인(酸棗仁: 덖은 것)·원지(遠志: 법제한 것)·인삼(人蔘)·황기(黃耆)·백출(白朮)·복신(茯神) 각 4g, 목향(木香) 2g, 감초(甘草) 1.2g, 생강(生薑) 5쪽, 대조(大棗) 2개(『동의보감(東醫寶鑑)』). 심비(心脾)가 허하여 식욕이 부진하고 온몸이 나른하며 가슴이 두근거리고 마음이 불안할 때, 건망증, 불면증, 식은땀, 천식, 놀람 등의 증상에 쓴다. 심장 신경증, 신경쇠약증, 갑상선 기능 항진증에도 쓸 수 있다(한의학대사전).

28 반하(半夏)·진피(陳皮)·백복령(白茯苓)·지실(枳實) 각 8g, 죽여(竹茹) 4g, 감초(甘草) 2g, 생강(生薑) 5쪽, 대조(大棗) 2개(『동의보감(東醫寶鑑)』). 심(心)·담(膽)이 허하여 자주 놀라고 겁이 많으며 꿈이 잦고 속이 허전하면서 답답하고 잠에 들지 못하는 데 쓴다. 위하수증, 위무력증 등 증상이 있으면서 잠이 잘 오지 않는 데, 신경증, 심장 신경증 때에 쓸 수 있다(한의학대사전).

면역력을 높이기 위해 비·위장의 기능을 높여야 하는데, 잘 먹고 잘 싸서 소화 순환이 잘 되면 대사 순환도 잘 되어 피부 면역력이 높아진다. 즉 면역은 소화 순환 → 대사 순환 → 면역 순환 순으로 완성되는 것이다. 임상에서는 내당능장애[29]로 피부질환이 많이 발생하는 것을 볼 수 있다.

- 천식 환자가 밥을 많이 먹거나 잠자기 전 야식을 즐기면 담음(痰飮)이 생겨서 폐장으로 전이되어 천식이 더 심해진다(100쪽 담음 참조).

- 폐장질환(폐렴, 폐결핵 등) 초기에 일시적으로 식욕이 왕성해지는 경우가 생기는데 이는 폐장의 침식을 보충해 주기 위한 토생금(土生金)의 원리에 의함이다.

- 노인이 갑자기 가래가 많이 생기거나 감기도 아닌데 콧물이 자꾸 생기는 것은 비·위장의 기능이 떨어져서 먹은 것이 담(痰)이 되기 때문인데, 이때에는 비·위장을 좋아지게 하는 효소를 복용하면 가래나 콧물이 줄어든다.

- 토생금(土生金)이 안 되어 비폐기허(脾肺氣虛)가 되면 비·위장이 약한 증세와 폐장이 약한 증세(기침, 비염, 피부질환)가 함께 나타나는데, 이때에는 비·위장의 기를 올려주는 사군자탕[30], 향사육군자

---

29 내당능장애(IGT, Impaired Glucose Tolerence)란 정상과 당뇨병의 중간 단계로, 식후(일반적으로 식사 시작 2시간 후 재는 혈당을 식후혈당이라고 하는데, 혈당이 200mg/dL 이상일 때는 당뇨병을 의심한다) 당이 140~199 mg/dL일 때를 말한다. 포도당에 내성이 생겨 인슐린이 제 기능을 하지 못하는 상태를 뜻한다. 즉 인슐린 저항성이 있거나 인슐린을 분비하는 췌장의 베타세포에 문제가 있다는 뜻이다. 일반적으로 혈관에는 당이 많으나 각 조직세포에는 당이 부족해져서 영양이 떨어지기 시작하는 때이다.

30 인삼(人參)·백출(白朮)·백복령(白茯苓)·자감초(炙甘草) 각 5g(『동의보감(東醫寶鑑)』). 진기가 부족하여 얼굴빛이 희고 온몸이 노곤하며 식욕이 부진하고 소화가 잘 안 되며 자주 설사하는 데 쓴다. 위무력증, 위하수, 만성 위염, 본태성 저혈압병 등에 쓸 수 있다(한의학대사전).

탕31, 삼출건비탕32 등을 복용하면 폐장의 약한 증세가 좋아진다.

❶사상의학에서는 폐장이 약한 태음인이 폐장을 살리기 위해 자구적으로 비·위장의 기능을 높여 먹는 것을 즐기게 된다.

❶점막은 피부로 볼 수 있는데 토생금(土生金)이 안 되어 면역이 약해지면 점막에 알레르기가 생긴다.

여기서
잠깐

점막은 피부다

점막은 발생학적으로 피부와 같다. 난자가 정자를 만나 3주 정도 되면 난자는 내배엽, 중배엽, 외배엽으로 나눠지는데 피부는 내배엽에서 만들어지고 점막은 외배엽에서 만들어진다. 이렇게 보면 피부와 점막은 서로 다른 것 같지만 중요한 사실은 피부가 되는 내배엽과 점막이 되는 외배엽은 난자의 표면으로서 하나였다는 것이다. 마치 도넛을 만들기 위해 밀가루를 반죽해 길게 만든 다음 양쪽 끝을 이어 붙이면 도넛모양이 되는데 바깥쪽 표면이 외배엽이 되고 안쪽의 작은 원에 해당하는 면이 내배엽이 되는 식이다. 외배엽과 내배엽은 단지 위치상 붙인 이름일

---

31 향부자(香附子)·사인(砂仁)·후박(厚朴)·진피(陳皮)·인삼(人蔘)·백출(白朮)·백작약(白芍藥: 덖은 것)·창출(蒼朮: 덖은 것)·산약(山藥: 덖은 것) 각 4g, 자감초(炙甘草) 2g, 생강(生薑) 3쪽, 오매(烏梅) 1알(『동의보감(東醫寶鑑)』). 비설(脾泄)로 몸과 팔다리가 무겁고 명치 밑이 무직하며 배가 약간 그득하고 식후에 헛배가 부르다가 설사를 하면 좀 시원한 데 쓴다(한의학대사전).

32 인삼(人蔘)·백출(白朮)·백복령(白茯苓)·후박(厚朴)·진피(陳皮)·산사육(山楂肉) 각 4g, 지실(枳實)·백작약(白芍藥) 각 3.2g, 신국(神麯)·맥아(麥芽)·사인(砂仁)·감초(甘草) 각 2g, 생강(生薑) 3쪽, 대조(大棗) 2개(『동의보감(東醫寶鑑)』). 비위허약(脾胃虛弱)으로 소화가 잘 안 되고 식욕이 부진하며 명치 밑이 그득하면서 부어오르고 아프며 때로 메스껍고 토하며 자주 설사하는 데 쓴다. 만성 위염, 위하수증, 위십이지장 궤양에도 쓸 수 있다(한의학대사전).

뿐이다. 피부와 점막은 몸 안팎을 구분 짓는 울타리가 되어 몸의 밖에 해당하고, 중배엽으로부터 만들어지는 혈관이 분포되어 있는 내부를 외부의 균들로부터 방어한다. 이러한 이유로 피부와 점막은 알레르기에 있어서 함께 취급될 수 있다.

점막 면역과 알레르기

원래 점막은 점막 연관 림프조직(MALT, mucosa associated lymphoid tissue)이다. MALT는 눈, 침선, 갑상선, 폐, 위장관, 피부 등에 퍼진 림프 조직의 집합체로 우리 면역의 70%가 모여 있으며 면역세포를 생산·저장하여 병원균을 공격하거나 방어한다. 점막 연관 림프 조직들은 부위에 따라 구분하며 전신에 흩어져 분포하는 시스템이다.

● BALT : bronchus-associated lymphiod tissue(호흡기)

● GALT : gut-associated lymphiod tissue(소화기)

● NALT : nose-associated lymphoid tissue(코)

● SALT : skin-associated lymphiod tissue(피부)

● VALT : vascular-associated lymphoid tissue(혈관)

알레르기성 비염의 치료

점막은 피부보다 더 산성을 띠는데 코 점막의 경우 알레르기성 비염이 심하면 점막의 산성이 약화된다. 요즘 이비인후과에서 비염 치료에 식염수 세척을 권하는데 이때 식염수에다 천연 식초를 약간 타서 세척을 하면 코 점막이 산성화되므로 비염 치료에 도움이 된다. 이 원리는 코를 형상의학에서 보면 눈과 겹쳐서 한자로 나무 목(木)이 그려지는데 코의 기능이 간장과 관련되어 있다는 뜻이다. 오행배당표에서 신맛이 간장의 기능을 올릴 수 있기 때문에 식초가 비염 치료에 도움이 되는 것이다.

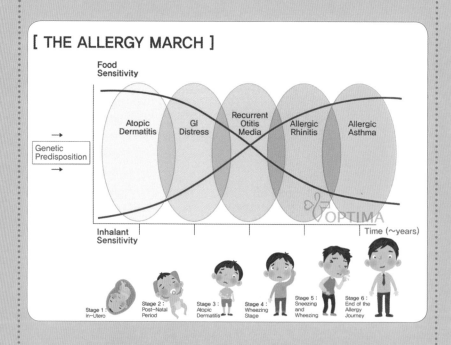

[THE ALLERGY MARCH]

병을 이기는 건강법은 따로 있다

금생수(金生水)

금(金)에는 폐장과 대장이 속하고 수(水)에 신장과 방광이 속하는데 폐장의 기능이 원활해서 통조수도(通調水道, 100쪽 참조)가 잘 되어야 인체의 수액대사가 좋아져 수(水)를 주관하는 신장도 좋아진다. 따라서 폐장이 허하면 소변색이 탁하고 양이 적어지며, 폐장이 건강하면 소변색이 맑고 양도 늘어난다. 금생수(金生水)의 원리를 인체에 적용한 예를 살펴보자.

- 폐장은 인체의 수분을 발산(發散)하고 신장은 수분을 배출(排出)하므로 폐장의 발산 작용이 신장을 돕는다.
- 혈액과 조직세포는 모두 약알칼리성을 띠는데, 이산화탄소의 비율이 높아지면 산성이 되고, 중탄산이온 비율이 높아지면 알칼리성을 띤다. 폐장은 호흡을 통해 이산화탄소의 농도를 조절하고 신장은 중탄산이온의 배설을 조절한다.
- 피부는 금(金)에 속하고, 골수는 수(水)에 속하는데 피부가 비타민 D 합성을 해야 골수를 통해 뼈의 생성을 도울 수 있다. 또한 비타민 D는 수(水)에 속하는 부신피질호르몬, 성호르몬과 동일하게 스테로이드핵이라는 구조를 갖는다.
- 폐장과 대장은 표리관계이므로 대장에서의 미네랄 흡수(소장에서는 지방과 지용성 비타민이 흡수되고 대장에서는 수분과 수용성 비타민, 미네랄이 흡수됨)는 신장(신장의 영양소는 미네랄이다)을 튼튼히 한다. 즉 인체에서 정상적인 미네랄의 농도는 인체의 삼투압 조절을 바로잡아 신장의 기능을 정상화시킨다.

[비타민 D, 부신피질호르몬, 테스토스테론 구조식]

● 대장의 주된 기능이 음식물에 남은 수분을 재흡수하는 것인데 흡수된 수분은 신장을 통해 배설된다. 그래서 대변 중의 수분의 양에 따라 소변의 양이 변화하기도 한다.

● 대장, 방광, 자궁은 한 개의 근육으로 연결되어 서로가 상생 관계를 갖고 있다.

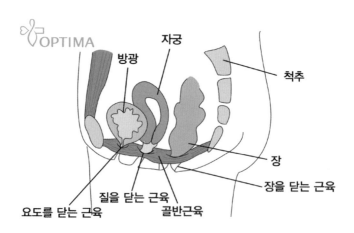

[여성의 골반저근(Pelvic Floor Muscle)]

병을 이기는 건강법은 따로 있다

● 여성의 질내에는 유산균을 비롯한 정상 세균총이 질내 건강을 유지하는데, 이 유산균의 출발은 장이다. 2010년 남아메리카 푸에르토리코의 마리아 G. 도밍게르 벨로 연구팀 논문에 따르면 자연분만으로 태어난 아기의 미생물 균총은 산모의 질에 있는 것과 유사했다. 이는 무균 상태의 태아가 질을 통해 나올 때 엄마의 균형 잡힌 장내미생물 균총을 먹어서 생기는 것으로 분석할 수 있다.

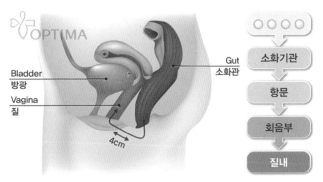

섭취한 프로바이오틱스는 소화기관을 통과 한 후 항문에서 회음부를 거쳐 질 내부에 자연스럽게 정착

● 남자의 정력은 신장의 기능을 나타내는 척도다. 피부를 통한 비타민 D의 합성은 남성의 정력을 향상시킬 수 있는데, 이는 비타민 D가 남성호르몬인 테스토스테론(testosterone) 생산에 관여하는 유전자를 조절하는 중요한 역할을 하기 때문이다. 실제로 성인 남자의 생식기와 정자세포 및 테스토스테론을 합성하는 고환의 라이디히세포(Leydig cell)에는 비타민 D 수용체가 있으며 비타민 D 대사 효소가 존재한다.

	중년 남성 전체 평균	비타민 D 결핍 남성
총 Testosterone	4.7ng/ml	2.30 ng/ml 이하 (OR= 2.65)
유리 Testosterone	8.12pg/ml	6.50 pg/ml 이하 (OR= 1.44)

[근거] Asian J Androl. 2014 Dec 2.:Serum 25-hydroxyvitamin D levels and testosterone deficiency in middle-aged Korean men: a crosssectional study.;Tak YJ, Lee JG, Kim YJ, Park NC, Kim SS, Lee S, Cho BM, Kong EH, Jung DW, Yi YH.Department of Family Medicine

○ 부신 호르몬의 생합성 과정에서는 대장에서 흡수되는 비타민 C, 비타민 P, 비타민 E, 비타민 B5, B6과 같은 비타민과 마그네슘, 아연, 크롬, 셀레늄, 철, 망간과 같은 미네랄이 중요한 조효소로 작용한다.

여기서
잠깐
❦

부신

부신(副腎)에서 副는 '버금 부'라는 한자로, 으뜸의 바로 아래 둘째를 뜻하여 '신(腎)'의 부하인 셈이다. 그러므로 한의학에서는 부신도 신(腎)의 일부라고 본다.

수생목(水生木)

수(水)에는 신장, 방광이 속하고 목(木)에는 간장과 담낭이 속하는데, 신장은 체내의 수분량과 혈액량을 조절하고 간장에서 만들어지는 각종 노폐물을 배출함으로써 간장의 기능에 도움을 준다. 혈액이 신장으로 들어가서 소변을 통해 노폐물을 배출하는 구조는 혈액이 간장으로 들어가서 그 배설물이 담즙을 통해 배출되는 구조와 비슷하다. 수생목(水生木)의 원리를 인체에 적용한 예를 살펴보자.

- 물을 잘 주어야 나무가 잘 자라듯이 신수(腎水)가 간음(肝陰)을 잘 자양해야 간장이 승발소설(升發疏泄) 등 여러 가지 기능을 잘 수행할 수 있다.
- 신음허(腎陰虛)로 수생목(水生木)이 안 되면 간음이 부족해지기에 간양이 상승되어 어지럽고 머리가 아프며 얼굴이 벌겋고 눈앞이 아찔해진다. 또한 이명(耳鳴)이 생기고 뒷목이 뻣뻣해지고 혈압이 높아지는 등의 증상이 생긴다.
- 신정(腎精)이 충분하면 간혈(肝血)이 왕성해지는데, 간장과 신장이 서로 자양하는 관계를 가지고 있는 것을 '정혈동원(精血同源)' 또는 '간신동원(肝腎同源)'이라 한다. 이것은 여성의 주기적인 월경과 남성의 정상적인 정액 배설로도 나타난다.
- 우리 몸의 장기 중에서 효소가 가장 많은 장기가 간장이고, 간장에서는 단백질 합성이 이루어지는데 효소의 활성화나 단백질 합성에는 꼭 수분이 필요하다.
- 좋은 물은 육각형의 고리구조를 많이 갖고 있는데, 이러한 육각형의 구조는 간장의 기능 향상에 도움이 된다(간소엽肝小葉은 크기 1~2mm의 다면체 모양이며, 단면은 전형적인 것에서는 육각형을 나타낸다).

오장의 상극 관계와 상승, 상모 관계

인체의 각 장기들은 억제와 제약의 상극관계에 따라 정상적 · 생리적
인 관계로 평형을 이루고 있다. 그러나 오행의 상극은 인체에서 병이
발생하면 일정하게 어느 한 방향으로만 영향을 미치는 것이 아니라
양 사방으로 영향을 미칠 수 있다. 이에 따라 '상승과 상모의 관계'라
는 것이 생기고, 이러한 상승상모(相乘相侮)의 원칙을 이해하면 질병
을 예방할 수 있기 때문에 '예방의학'이라 할 수 있다. 결과적으로 예

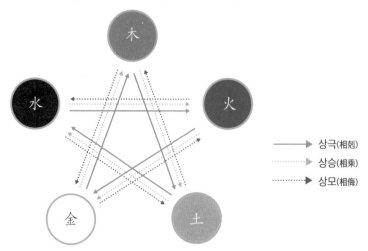

방의학은 상승관계와 상모관계로 병의 발생 원리를 정확히 파악한 후 그 기전에 따르는 정확한 치료 예방법을 적용하는 것이다. 예를 들어, 목극토(木剋土)에서 목(木)에 해당하는 간장에 병이 발생하면 우선 본장인 간장을 치료하고, 동시에 간장의 병이 오래되면 목승토(木乘土)하여 토(土)인 비장이나 위장에 병이 발생할 수 있으므로 대책을 세워야 하는 것이 상승 관계의 예방이다.

『동의보감』 잡병편의 '수준이 높은 의사는 병이 나기 전에 치료한다'에서 "간장에 생긴 병은 비장에 잘 옮아간다는 것을 미리 알고 먼저 비장을 든든하게 하는 대책을 세워야 한다"고 한 대목은 목극토(木剋土)에서 상승 관계가 자주 있다는 것을 말한다. 또한 원래는 금극목(金剋木)인데 목모금(木侮金)하면 간장의 병이 폐장에도 영향을 미치게 되므로 이를 살펴야 하는 것이 상모 관계의 예방이다.

수극화(水剋火)와 그 병리적 현상(수승화, 수모토)

신장은 수(水)에, 심장은 화(火)에 속하는데 심화(心火)가 지나치게 세지는 것을 신수(腎水)가 제약해야 심장의 정상적인 생리적 기능이 유지된다. 심화(心火)를 제어하는 힘은 근본적으로 신수(腎水)에서 나온다. 이처럼 수극화(水剋火)에 따른 인체의 생리적인 기능을 예로 들어보면 다음과 같다.

❶우리 몸이 스트레스를 받아 심화로 인한 갈증이 오면 부신피질에서 알도스테론을 분비하여 나트륨의 재흡수를 증가시킨다.

● 신장이 약한 사람에게 고혈압이 온다. 신장의 제어하는 힘이 약해지면 심화(心火)가 지나치게 커지기에 신성 고혈압이 생긴다.(184쪽 고혈압 참조)

● 옛날 겨울철 방 안에는 화로불이 있었다. 그 옆에는 항상 소금을 준비해 두었다가 불이 확 일어나면 소금을 뿌려 불꽃을 죽이곤 했다. 이는 미네랄이 많이 함유된 소금으로 화를 다스리는 수극화(水剋火)의 이치를 아는 조상들의 지혜다.

● 신장의 세뇨관에서는 항이뇨호르몬[33]의 작용을 받아 소변을 농축하여 수분을 보존하는데 심장의 심방에서는 이뇨호르몬[34]을 분비하여 소변을 내보내는 작용을 한다. 이렇게 상반된 기능을 가지고 길항(拮抗)적으로 작용하는 것이 '극(剋)'의 작용이다.

● 수승화강(水昇火降)도 수극화(水剋火)의 생리적인 관계에서 출발한다.

여기서
잠깐
❦

수승화강(水昇火降)이란?

인체에서 차가운 수기(水氣)는 신장에서 발생하고 뜨거운 화기(火氣)는

---

33 바소프레신(vasopressin)이라고도 한다. 시상하부에서 만들어지고 뇌하수체 후엽에서 저장, 분비되는 펩티드호르몬이다. 신장에서 물을 재흡수하거나 혈관을 수축시키는 기능을 한다(두산백과).

34 ANP, 심방성 나트륨이뇨펩타이드. 심장에서 분비하여 강한 이뇨, 나트륨 이뇨작용을 나타내는 펩티드성 물질. 신장의 이뇨 촉진, 혈관 확장작용, 부신으로부터의 알도스테론 분비 억제, 중추신경계에 작용하여 레닌-안지오텐신계와 길항하는 등의 작용을 한다. 다른 호르몬계와 협조하여 체액용량이나 전해질농도를 조절한다(생명과학대사전).

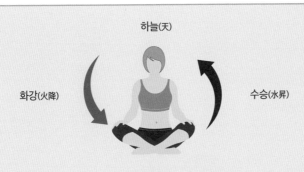

하늘(天)

화강(火降)   수승(水昇)

땅(地)

심장에서 발생한다. '수승화강(水昇火降)'이란 이러한 심장의 뜨거운 화기는 가슴 중앙부의 임맥(任脈, 154쪽 참조)을 타고 가슴이나 단전으로 내려오게 하고, 신장의 차가운 수기는 등 중앙부의 독맥(督脈, 154쪽 참조)을 타고 머리로 밀어올려 머리를 시원하게 만드는 것을 말한다. 그런데 뜨거운 화기는 상승하기 쉽고 차가운 수기는 하강하기 쉬우므로 그대로 두면 몸의 균형이 깨지게 된다. 우리 몸에서 수승화강이 잘 이루어지는 상태는 우리 몸의 여러 가지 순환이 잘 이루어지고 있는 상태를 의미하며 수승화강 실조증은 현대적인 의미에서는 혈액순환부전이나 호르몬 불균형, 자율신경실조증 등으로 대별할 수 있는 광범위한 증상들을 일으키게 된다. 수승화강의 균형을 잘 이루기 위한 방법으로는 식이요법, 스트레스 관리, 반신욕, 명상, 이상적인 수면 유지, 적절한 운동, 기호흡법(氣呼吸法) 등이 있다.

정상적인 생리적 관계에서는 수극화(水剋火)이나 신장에 병이 발생하여 오래되면 신장의 기운이 병적으로 커지게 된다. 이때 신장이 지나치게 심장을 눌러서 신장의 병이 심장에 영향을 미치는 상승(相

乘) 현상인 수승화(水乘火)가 발생하고, 동시에 상모 현상이 발생하여 토극수(土剋水)가 거꾸로 수극토(水剋土)가 되어 수모토(水侮土) 현상이 발생하게 된다. 이 경우 신장병이 비장에 영향을 미치게 된다. 이와 같은 수극화(水剋火)의 병리적 현상을 예로 들어보면 다음과 같다.

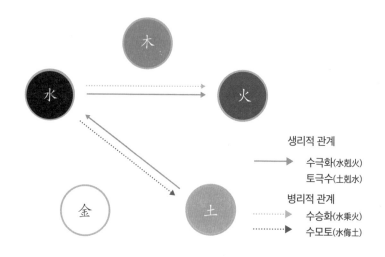

생리적 관계

→ 수극화(水剋火)
토극수(土剋水)

병리적 관계

┈┈> 수승화(水乘火)
수모토(水侮土)

수승화(水乘火)

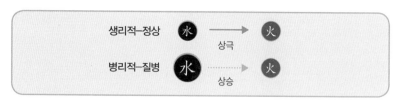

생리적–정상 水 → 火 상극

병리적–질병 水 ┈> 火 상승

질환 예)

① 부신피질기능항진(副腎皮質機能亢進症)[35]의 합병증으로 고혈압,

---

35 Hyperadrenocorticism. 부신피질은 글루코코르티코이드, 미네랄코르티코이드, 성 스테로이드 3종의 호르몬을 분비하고 있으며 각 호르몬의 분비과잉에 의해서 다음의 특이한 질환을 일으킨다. 전형적인 것은 글루

심부전 등이 올 수 있다.

수모토(水侮土)

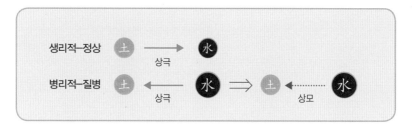

질환 예)

① 신허오경설사(腎虛五更泄瀉) | 신장의 찬 기운이 넘쳐 비장의 따뜻함을 방해해 오경(새벽) 설사를 한다.

② 부신피질기능항진증에 의한 비장종대

③ 부신피질기능항진증에 의한 인슐린 저항성의 증가(인슐린은 췌장의 랑게르한스섬 베타세포에서 분비되므로 인슐린 저항성은 커다란 의미에서 췌장의 기능 저하로 본다)

④ 사상의학에서는 신대비소(腎大脾小)의 체질이 소음인(194쪽 참조)인데, 신장의 기능이 항진되고 비장의 기능이 저하되어 있는 체질이다. 신장의 기능이 항진되면 수모토(水侮土)의 병리적 현상에 따라 비장의 기능이 저하된다.

코코르티코이드의 대표적인 호르몬인 하이드로코르티손에 의해서 쿠싱증후군이, 알도스테론의 분비 과잉에 의해서 알도스테론증이, 또한 안드로겐, 에스트로겐의 분비 과잉에 의해서 부신성기 증후군, 부신성여성화증이 일어난다(간호학대사전).

신허오경설사(腎虛五更泄瀉)란?

비장은 음식물과 수분을 소화시켜 얻은 영양물질을 온몸으로 전달하고 위로 올려주는 작용을 하는데, 위로 올라가는 기가 약해지면 아래로 흐르면서 설사를 한다. 이를 변당(便溏)이라 하는데 잦은 음주나 과도한 성생활, 피로 등으로 인해 신장이 허해지면서 하부순환이 안 되고 비장까지 영향을 주어 새벽 5시쯤에 설사를 한다. 이런 증상은 팔미지황환36으로 신장의 기운을 북돋워주어 치료한다.

인슐린 저항성(insulin resistance , ~抵抗性)

인슐린에 대한 우리 몸의 반응이 정상적인 기준보다 감소되어 있는 경우를 말한다. 인슐린은 혈액 속의 포도당을 세포 속으로 넣어주는 역할을 하는데 우리 몸이 인슐린이 주는 자극에 둔감해지면 당이 사용되지 못한 채 계속 넘쳐나는 고혈당 상태가 되고 이로 인해 각종 대사적인 문제가 생겨나게 된다.

---

36 숙지황(熟地黃) 320g, 산약(山藥)·산수유(山茱萸) 각 160g, 모란피(牡丹皮)·백복령(白茯苓)·택사(澤瀉) 각 120g, 육계(肉桂)·포부자(炮附子) 각 40g(『동의보감(東醫寶鑑)』). 육미지황환(六味地黃丸)에 육계(肉桂)·부자(附子)를 더 넣은 것이다. 신양부족(腎陽不足)으로 허리와 무릎이 시리고 아프며 다리에 힘이 없고 허리 아래가 늘 차며 아랫배가 당기고 아픈 증상, 소변이 잘 나오지 않거나 잦으며 때로 붓는 증상, 구사(久瀉), 소갈(消渴), 임포텐스 등에 쓴다. 만성 신염, 당뇨병, 요붕증, 폐기종, 갑상선기능저하증, 고혈압증, 동맥경화증, 노인의 백내장 등에도 쓸 수 있다(한의학대사전).

화극금(火剋金)과 그 병리적 현상(화승금, 화모수)

심장은 화(火)에 속하고, 폐장은 금(金)에 속하므로 폐장의 숙강(肅降, 폐장의 맑은 기운을 아래로 내려보냄)작용이 지나치게 세지는 것을 심장의 양기(陽氣)가 제약해야 폐장의 정상적인 생리적 기능이 유지된다. 이러한 화극금(火剋金)에 따른 인체의 생리적인 기능의 예를 살펴보자.

● 심장이 소순환을 통해 폐장의 호흡과 온도를 조절한다(심장: 38℃, 폐장: 32℃).

● 뜀박질을 하면 심장의 박동이 빨라지고 심열(心熱)이 생기는데 이를 식히기 위해 폐장에서는 기체 교환이 빠르게 진행되면서 호흡곤란이 오는 생리적인 현상이 생긴다.

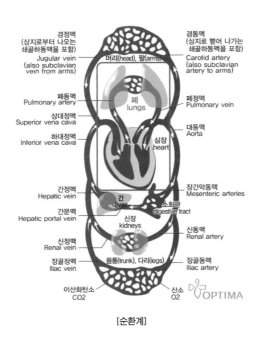

[순환계]

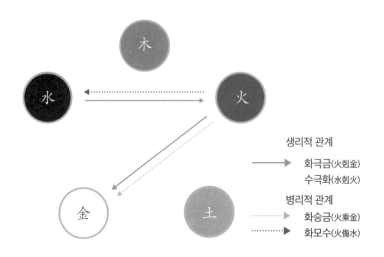

생리적 관계
화극금(火剋金)
수극화(水剋火)

병리적 관계
화승금(火乘金)
화모수(火侮水)

정상적인 생리적 관계에서는 화극금(火剋金)이지만, 심장에 병이 발생하여 오래되면 심장의 기운이 병적으로 커지게 된다. 이때 심장이 지나치게 폐장을 눌러서 심장의 병이 폐장에 영향을 미치는 상승(相乘) 현상이 발생한다. 즉 심장의 활동이 병적으로 항진되면 심장에 허열(虛熱)이 생기게 되는데 이를 식히기 위해 폐장의 기능이 약해진다(소순환 시 심장의 혈이 폐장에 가서 가스 교환할 때 폐장에 부담을 주게 된다). 또한 동시에 상모 현상이 발생하여 수극화(水剋火)가 거꾸로 화극수(火剋水)가 되어 화모수(火侮水) 현상이 발생하게 되는데, 이 경우 심장의 병이 신장에 영향을 미치게 된다. 이와 같은 화극금(火剋金)의 병리적 현상을 예로 들어보면 다음과 같다.

화승금(火乘金)

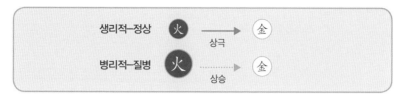

질환 예)

① 심화(心火)가 심해져 심장의 열이 폐장을 치면 폐장의 진액이 소
모되고 음허(陰虛)가 심해져서 폐결핵이 생긴다(원래 폐장의 온도
는 심장의 열을 식히기 위해 심장보다 5℃ 정도 낮으나 폐장의 진액이 소
모되면 폐장의 온도가 높아지며 폐결핵이 생기게 된다).

② 심장에 열이 생기면 표리관계인 소장으로 열이 전이되어 복부
에 동계가 생기고 입술과 혀가 헐기도 하는데, 이때 생긴 소장의
열이 대장의 이상을 가져오기도 한다.

③ 스트레스로 인해 만성적으로 심화(心火)가 생기면 COPD[37]가 발
생할 수 있다. 그러므로 COPD 환자는 스트레스에 의한 울화병
환자임을 알 수 있고 심화를 다스리는 것이 치료에 도움이 된다.

④ 울혈성 심부전(congestive heart failure, 鬱血性心不全)에 의해 심
장성 천식(cardiac asthma, 心臟性喘息)이 생기기도 한다.

⑤ 다한증(hyperhidrosis) - 오행배당표에서 피부는 폐장과 함께
금(金)에 속하는데, 심열(心熱)이 강해지면서 폐기가 약해지면

---

37 Chronic Obstructive Pulmonary Disease, 만성 폐쇄성 폐질환. 폐질환이나 심장질환이 없이 기도 폐쇄가
발생하여 기류의 속도가 감소하는 질환 군을 말한다. COPD는 천식과 비슷하게 호흡 곤란, 기침, 가래 등의
기도 질환 증상을 나타내다가 폐 기능을 약화시켜 사망에 이르게 한다.

피부의 기운이 떨어지며 모공도 열리게 된다(모공도 본래 폐장의
기운으로 닫혀 있다). 이때 식은땀을 흘리게 되는데, 겨드랑이나
손바닥도 심열이 빠져나가는 곳이기에 조금만 긴장해도 가슴이
두근거리며 겨드랑이와 손바닥에 땀이 나게 되는 것이다(90쪽
심장과 열 참조).

⑥ 사상의학에서 보면 심장 열이 많은 태음인(193쪽 참조)이 스트레
스, 피로 등에 의해 폐장질환에 많이 걸린다.

⑦ 쓴맛이 있는 음식은 심장과 소장에 영양을 주어 건강하게 하나
과다하면 화승금(火乘金)하여 폐장과 대장을 상하게 한다(53쪽
오장에 나쁜 맛 참조).

화모수(火侮水)

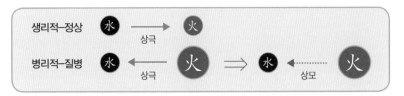

질환 예)

① 만성적인 스트레스가 쌓이면 심장에 허열(虛熱)이 생기는데 이
때 부신기능저하가 일어난다.

② 신음(腎陰)과 심양(心陽)은 서로 돕거나 제약하여 생리적인 평형
상태를 유지하는데, 만성적인 심장의 병으로 신장이 약해지면
심신불교(心腎不交)에 이르러 신음(腎陰)과 심양(心陽)의 생리적
관계가 무너진다.

심신불교(心腎不交)란?

심신불교가 되면 수화부제(水火不濟, 심신이 상호 조화를 잃어 병을 일으키는 상태)로 음허화동(陰虛火動, 음이 허하여 일어나는 병의 증상)의 상태가 되는데 아래의 증세가 나타날 수 있다.

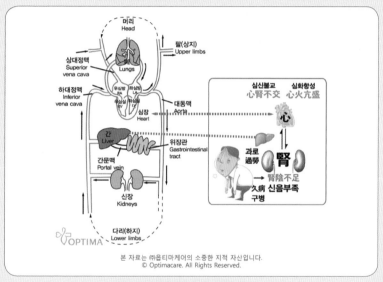

[심신불교와 순환장애]

⦿ 심계(心悸) 증세로 조그만 일에도 가슴이 자주 두근거린다.

⦿ 심번(心煩)으로 가슴이 번거롭다.

⦿ 불면이 생기거나 숙면을 못하며 꿈을 많이 꾸게 된다(다몽, 多夢).

⦿ 조루나 몽정, 유정이 나타나고 발기가 안 되어 성적 능력이 저하된다

   (발기는 부교감신경의 흥분으로, 사정은 교감신경의 흥분으로 생긴다).

③ 만성적인 심열(心熱)에 의해 신장 기능이 약해지면 심장성 고혈
압이 생긴다(심장성 고혈압은 얼굴이 빨개지고, 혈압이 가슴부터 올라
와 울렁대어 현기증이 생기며 뒤쪽으로 넘어간다. 따라서 혈압이 앞에서
부터 뒤로 올라가는 것이 특징이다. 또한 혓바늘 돋음, 팔꿈치나 어깨의
통증, 딸꾹질, 팔 저림, 명치 부위의 통증, 말더듬 등 심장, 소장이 약할 때
의 특징들이 나타난다).

④ 심장에 생긴 열이 심해져서 소장으로 전이되면 소장에서 방광

---

38 백작약(白芍藥) 5.2g, 당귀(當歸) 4.8g, 숙지황(熟地黃)·천문동(天門冬)·맥문동(麥門冬)·백출(白朮) 각 4g, 생
지황(生地黃) 3.2g, 진피(陳皮) 2.8g, 지모(知母 : 꿀물에 담가 두었다가 꺼내어 덖은 것)·황백(黃柏: 꿀물에 담가 두었
다가 꺼내어 덖은 것)·자감초(炙甘草) 각 2g, 생강(生薑) 3쪽, 대조(大棗) 2개(『동의보감(東醫寶鑑)』). 신음부족(腎
陰不足)으로 화(火)가 성하여 오후에 미열이 나면서 잘 때 식은땀이 나고 기침을 하며 때로 피가 섞인 가래가
나오고 입맛이 없으며 몸이 점차 여위는 데 쓴다. 폐결핵, 신장 결핵, 만성 기관지염 등 때에 쓸 수 있다(한의학
대사전).
39 자감초(炙甘草) 8g, 건지황(乾地黃: 술에 담갔다가 덖은 것)·계지(桂枝)·화마인(火麻仁)·맥문동(麥門冬) 각 6g,
인삼(人參)·아교주(阿膠珠) 각 4g, 생강(生薑) 5쪽, 대조(大棗) 3개(『동의보감(東醫寶鑑)』). 기혈 부족으로 가슴이
두근거리고 결대맥(結代脈·부정맥)이 나타나며 몸이 여위고 숨이 가쁜 증상, 허열(虛熱)과 기침이 나며 혈담
(血痰)이 나오고 가슴이 답답하며 잠을 이루지 못하는 증상에 쓴다. 여러 가지 원인으로 오는 부정맥, 심장 판
막 장애, 심내막염, 교감 신경 항진증, 갑상선 기능 항진증 때의 심계항진 등에 쓸 수 있다(한의학대사전).
40 건지황(乾地黃 : 술에 씻은 것) 160g, 황련(黃連 : 술에 담갔다가 덖은 것) 80g, 석창포(石菖蒲) 40g, 인삼(人參)·당
귀(當歸 : 술에 씻은 것)·오미자(五味子)·천문동(天門冬)·맥문동(麥門冬)·백자인(柏子仁)·산조인(酸棗仁 : 덖은
것)·현삼(玄參)·복신(茯神)·단삼(丹參)·원지(遠志)·길경(桔梗) 각 20g(『동의보감(東醫寶鑑)』). 심음부족(心陰
不足)으로 가슴이 두근거리고 마음이 불안하며 잘 놀라고 잠을 잘 이루지 못하며 건망증에 쓴다. 신경쇠약, 심
장 신경증, 번열증(煩熱症) 등 때 쓸 수 있다(한의학대사전).
41 현삼(玄參) 8g, 백작약(白芍藥)·숙지황(熟地黃) 각 4g, 당귀(當歸)·천궁(川芎)·황백(黃柏: 법제한 것)·지모(知
母)·천화분(天花粉)·감초(甘草) 각 2.8g(『동의보감(東醫寶鑑)』). 음허화왕(陰虛火旺)으로 목이 붓고 헐며 아픈
데 쓴다. 인두염, 후두염 등에도 쓸 수 있다(한의학대사전).

으로 이열(移熱)하여 배변 시 양이 적거나 붉어지고 작열감이 생긴다. 한의학 방제인 '도적산(導赤散)'[42]은 이 원리를 근거로 만들어진 방제인데, 도적산에 들어가는 생지황과 담죽엽이 심장의 열을 내리고 목통이 소변을 순조롭게 한다.

⑤ 기후에서 화(火)의 기운이 강해지는 여름철에는 여성들의 방광염, 질염 등 부인과 질환이 많이 발생한다.

⑥ 다낭성 난소 증후군(polycystic ovary syndrome)[43]은 원인이 뚜렷하게 밝혀지지 않고 있지만 유전적 인자, 환경적 인자가 모두 작용하는 것으로 여겨지고 있다. 이 질환의 환자 절반 정도가 대사 증후군을 동반하고 있는 것으로 보아 일종의 자가면역질환이며, 심화(心火)에 의한 난소 기능 저하로 볼 수 있다(자궁도 오행배당표에서 수水에 속한다).

여기서
잠깐
❧

자가면역질환

자가면역질환이란, 면역 기능에 이상이 생겨 면역세포들이 우리 몸의 장기나 조직을 공격하여 발생하는 질환을 말하는데, 이러한 현상이 생기는 이유는 면역에 혼란이 생기고 면역의 균형이 깨졌기 때문이다. 아

---

42 생지황(生地黃)·목통(木通)·감초(甘草) 각 4g, 죽엽(竹葉) 7잎.《동의보감(東醫寶鑑)》]심(心)·소장(小腸)의 사열(邪熱)이 왕성하여 얼굴이 벌겋고 가슴이 답답하며 갈증이 나서 물을 켜는데, 또는 입 안과 혀가 헐며 소변이 잘 나오지 않고 색이 벌거며 요도가 아픈 데 쓴다. 급성 신우신염, 구내염 등 때 쓸수 있다(한의학 대사전).

43 PCOS. 만성 무배란과 고안드로겐혈증을 특징으로 하며 초음파상 다낭성 난소 형태가 관찰되고, 비만, 인슐린 저항성 등의 다양한 임상 양상을 나타낼 수 있는 증후군(서울대학교병원 의학정보).

토피피부염, 비염, 천식, 원형 탈모증, 류마티스, 베체트 병, 강직성 척추염, 루푸스 등 80여 가지가 넘는 것으로 알려져 있는데 다낭성 난소 증후군도 여기에 속한다. 유발하는 질환과 영향을 받는 인체 부위도 다양하게 나타나며 현대 의학에서는 무엇이 자가면역질환을 발생시키는지 명확하게 알려져 있지 않지만, 환자들의 발병 원인을 살펴보면 유전적인 것, 생활습관, 환경적인 것 등이 있는데, 가장 큰 원인은 과도한 스트레스로 볼 수 있다. 특히나 자가면역질환은 70%가 여성에게서 발병하는데, 이러한 이유는 확실치 않으나 성호르몬이 아닌 성별에 따른 유전적 차이가 자가면역질환에 큰 영향을 미치는 것으로 보인다는 최근의 연구결과[44]가 있다. 이는 호르몬을 조절하는 장기인 간장과 관련이 깊고, 스트레스를 받아들이는 간장, 심장의 기능과 연계해서 생각할 수 있다. 한의학에서는 간장과 심장이 스트레스를 받게 되는 것을 간화(肝火)나 심화(心火)로 표현한다.

금극목(金剋木)과 그 병리적 현상(금승목, 금모화)

폐장은 금(金)에 속하고 간장은 목(木)에 속하므로, 간장의 승발(昇發)작용이 매우 지나친 것을 폐장의 숙강(肅降) 작용으로 억제해야 간장의 정상적인 생리적 기능이 유지될 수 있다. 이것은 폐장이 간장을 눌러 간장이 지나치게 실하게 되는 것을 억제함으로써 오장육부의 평형을 맞추는 이치다.

---

44 Nature Immunology, Johann Gudjonsson 교수, 미시건대학 연구팀(기사 자료).

이러한 금극목(金尅木)에 따른 인체의 생리적인 기능의 예를 살펴
보자.

- 현대인들이 청양고추, 떡볶이 등 매운맛(오행배당표에서 금金에 해
  당)의 음식을 좋아하는 것은 매운맛으로 폐장의 기운을 올려서 스
  트레스로 인한 간열상항을 폐장의 숙강(肅降) 작용으로 누르기 위
  한 우리 몸의 적극적인 행동으로 볼 수 있다.
- 대장은 금(金)에 속하므로 금극목(金尅木)의 정상적인 작용을 대
  장과 간장과의 관계에서 찾아볼 수 있다. 장에는 유익균과 유해균
  이 있는데 장에서 유익균이 활성화되면 면역물질과 세로토닌이 잘
  만들어지고 부교감 신경이 활성화된다. 이때 부교감 신경이 활성
  화되면 복부 근육이 이완되는데, 근육은 간장에 속하므로 금극목
  (金尅木)의 원리에 따른 것이라 할 수 있다. 반대로 유해균이 활성화
  되면 유해균은 음식물 중의 단백질을 분해하여 암모니아, 황화수
  소, 페놀(phenol), 인돌(indole), 아민(amine) 등의 독소와 독가스를
  만든다. 유해균의 활성화로 생성된 독소는 변과 방귀의 냄새로 배
  출되나 일부는 장점막과 문맥을 통하여 인체로 흡수되는데 이렇게
  흡수된 독소와 독가스를 1차적으로 해독하는 곳이 간장이다. 그러
  므로 금극목(金尅木)의 원리가 적용된다고 볼 수 있다.

여기서
잠깐
❦

유익균과 유해균

인간의 장내 균총은 유익균:중간균:유해균이 2:6:2로 이루어져 있는 것
이 최적인데, 장내 최고의 우세균인 중간균은 바로 유익균이 우세한 환
경에서는 유익균과 같은 역할을 하고, 유해균이 우세할 땐 유해균과 같
은 역할을 하게 된다. 즉 장내 환경만 좋으면 중간균은 유익균의 역할
을 하므로 '기회균'이라고도 한다. 유익균이 많다고 무조건 좋은 것은
아니고 공기 중 산소:질소의 비율이 2:8로 이루어져 질소는 보존의 역
할을 하듯이 장에서도 유익균과 다른 균이 2:8로 존재해야 장내균총의
균형이 유지된다.

정상적인 생리적 관계에서는 금극목(金剋木)이나 폐장에 병이 발
생하여 오래되면 폐장의 기운이 병적으로 커지게 된다. 이때 폐장이
지나치게 간장을 눌러서 폐장의 병이 간장에 영향을 미치는 상승 현
상이 발생하고, 동시에 상모 현상이 발생하여 화극금(火剋金)이 거꾸
로 금극화(金剋火)가 되어 금모화(金侮火) 현상이 발생하게 된다. 이 경
우 폐장의 병이 심장에 영향을 미치게 된다. 이와 같은 금극목(金剋木)
의 병리적 현상을 예로 들어보면 다음과 같다.

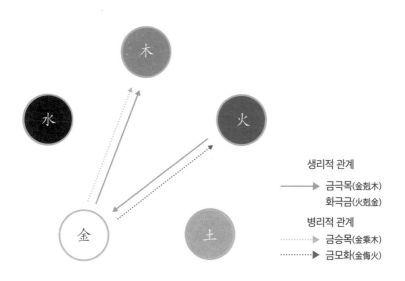

생리적 관계

→ 금극목(金剋木)
　화극금(火剋金)

병리적 관계

⤑ 금승목(金乘木)
⤑ 금모화(金侮火)

금승목(金乘木)

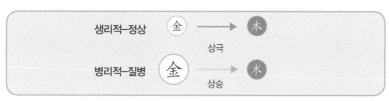

질환 예)

① 간기울결(肝氣鬱結)은 폐장의 숙강(肅降) 기능이 간장의 소설(疏泄) 기능을 지나치게 억제하여 생긴다.

② 적당한 매운맛은 폐장의 기운을 올리지만 지나친 매운맛은 폐장의 기운을 병적으로 상승시키므로 금승목(金乘木)으로 간허(肝虛)가 발생한다. 즉 매운맛의 음식은 폐장과 대장에 영양을 주지만 과다하면 간장과 담낭을 상하게 하고 연이어 목극토(木剋土)의 생리적 기능이 소실되어 소화력을 떨어뜨린다.

③ 과일(금金에 속함)을 많이 먹으면 지나친 과당 흡수로 간장에 중
성지방을 축적시키는 원인이 된다.

④ 사상의학에서는 폐대간소(肺大肝小)의 체질이 태양인(193쪽 참
조)인데 폐장의 기능이 항진되고 간장의 기능이 저하되어 있는
체질이다. 폐장의 기능이 항진되면 금승목(金乘木)의 병리적 현
상에 따라 간장의 기능이 저하된다.

금모화(金侮火)

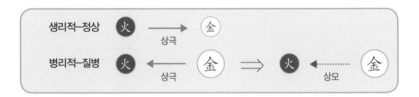

질환 예)

① 폐장에서 생긴 담(痰)이 심규(心竅)[45]를 막으면 횡설수설하고 정
신착란이 있으며 얼이 빠져 눈이 멍하고, 심하면 담의 열기가 요란
해져서 발작하거나 졸도, 인사불성이 되며, 목구멍에서 가래 끓는
소리가 난다. 치료는 이진탕[46]을 응용한다(『동의보감』 담음문).

② 심장의 열은 소순환을 통하여 폐장을 거치는 동안 식게 되는데,
폐장의 병이 심해지면 심장의 열이 소순환에 의해 식지 않으므

---

45 정신 작용과 관련시켜 본 부위를 표시한 말. 옛 의학서에는 '심은 신(神)을 간직하고 있는데 이것이 드나드는
구멍을 심규라 한다'고 했으며 심규가 잘 통하면 정신이 뚜렷하고 심규가 막히면 정신이 혼미해지고 전광(癲
狂) 같은 증상이 나타난다고 했다(한의학대사전).

46 반하(半夏 : 법제한 것) 8g, 진피(陳皮)·적복령(赤茯苓) 각 4g, 자감초(炙甘草) 2g, 생강(生薑) 3쪽(『동의보감(東醫
寶鑑)』). 담음(痰飮)으로 가슴과 명치 밑이 그득하고 불러 오르며 기침, 가래, 메스꺼움, 구토, 어지럽고 가슴이
두근거리는 증상에 쓴다. 급·만성 위염, 위하수, 급·만성 기관지염, 자율 신경 실조증, 임신오조(妊娠惡阻) 등
에도 쓸 수 있다(한의학대사전).

로 심열(心熱)이 심해져서 관상동맥의 혈관이 굳어지고 지질이 생겨 협심증으로 진전된다(우리 몸의 일부분에 열이 몰리게 되면 지질이 쌓이고 순환장애가 생긴다. 혈열血熱에 의한 혈중 콜레스테롤의 증가, 간열肝熱에 의한 지방간 등이 그 예다).

목극토(木尅土)와 그 병리적 현상(목승토, 목모금)

간장은 목(木)에 속하고, 비장은 토(土)에 속하므로 간장이 비위의 기능이 지나치게 세지는 것을 제약해야 비장의 정상적인 생리적 기능이 유지된다는 이치다. 즉 간장은 자율신경 조절 등으로 비위의 소화 기능을 조절한다.

이러한 목극토(木尅土)에 따른 인체의 생리적인 기능의 예를 살펴보자.

- 전 세계에서 소화제의 종류가 가장 많은 나라가 우리나라라고 하는데, 우리나라는 삶에 대한 경쟁적인 사회 환경 때문에 OECD국가 중 간암 사망률이 1위이고, 간기울결 환자가 많은 것이 소화제 종류가 다양한 것과 무관하지 않다.
- 술을 먹은 다음 날은 소화가 안 되거나 설사를 한다.
- 지방간, 간염, 간경화 등 간질환을 앓고 있는 환자들은 이담 성분이 필요한 밀가루 음식, 고기, 기름진 음식 등이 특히 소화가 안 된다.
- 스트레스를 받아들이는 장기가 간장인데 스트레스를 받으면 소화불량이 생긴다.

정상적인 생리적 관계에서는 목극토(木剋土)이나 간장에 병이 발생하여 오래되면 간장의 기운이 병적으로 커지게 된다. 이때 간장이 지나치게 비장을 눌러서 간장의 병이 비장에 영향을 미치는 상승 현상이 발생하고, 동시에 상모 현상이 발생하여 금극목(金剋木)이 거꾸로 목극금(木剋金)이 되어 목모금(木侮金) 현상이 일어난다. 이 경우 간장의 병이 폐장에 영향을 미치게 된다. 이와 같은 목극토(木剋土)의 병리적 현상을 예로 들어보면 다음과 같다.

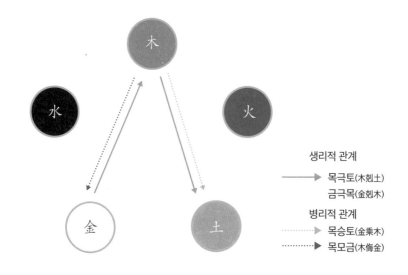

목승토(木乘土)

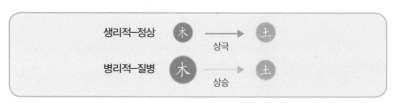

질환 예)

① 간기울결이 심해지면서 어지럽고, 머리가 아프고, 가슴이 답답하고, 옆구리가 아픈 증상이 일어날 때 위장에서는 메슥거림, 구토, 소화불량, 역류성 식도염, 위산 과다가 생기고 비장에서는 변당(便溏, 대변이 묽게 나오는 증상)이 나타난다. 한의학 방제로는 시호제(柴胡劑)가 많이 사용된다.

② 간장 기능이 나빠지면 췌장 기능도 떨어져 당뇨가 생긴다.

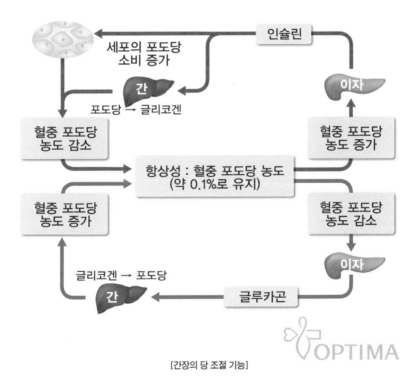

[간장의 당 조절 기능]

③ 스트레스로 간기울결이 심해지면 소화기관들의 근육(간장에 속함)이 경직되어 복통을 느낀다. 아이들이 자주 배가 아파서 학교에 안 가는 등 병치레를 하는 것은 목승토(木乘土)에 의해서다.

어른들은 스트레스가 쌓이면 여가를 즐기거나 취미생활, 음주, 대화 등 나름대로 스트레스를 풀고자 노력하나 아이들은 아직 스트레스를 푸는 방법을 모르기에 그것이 간기울결이 되어 복통으로 나타나므로 "엄마, 배 아파"가 되는 것이다. 이때 작약감초탕47, 소건중탕48(간장에 혈血을 대주는 작약이 근육이 경직된 것을 풀어줌), 사역산49 등이 사용된다.

④ 사람이 받는 스트레스를 푸는 장기는 간장인데, 자주 노(怒, 오행표에서 목木에 속하는 감정)하거나 지속적인 스트레스를 받는 환자들은 만성적인 위염, 위궤양을 앓는다(요즘 일부 병원에서는 만성 위염에 신경안정제를 함께 처방하기도 한다).

⑤ 간병변 때문에 간장에 이상이 오면 문맥압이 항진되어 그 결과로 비장종대를 유발할 수 있다.

⑥ 간암이나 간경화 환자들에게는 혈소판감소증(thrombocytopenia)이 자주 나타난다. 비장은 노화된 혈소판을 제거하는 장기인데 간장으로 가는 혈관이 막혀 더 이상 가지 못한 혈액이 비장으로 몰리게 되면 그 혈액 속의 혈소판들이 파괴되는 것이다.

---

47 자감초(炙甘草)·승마(升麻)·당귀(當歸)·계지(桂枝) 각 4g, 웅황(雄黃)·화초(花椒) 각 6g, 별갑(鼈甲 : 버터를 발라서 구운 것) 12g(『동의보감(東醫寶鑑)』). 상한음독증(傷寒陰毒證)으로 토하고 설사를 하며, 심하면 머리와 목이 아프고 땀이 나며 명치 아래가 단단하고 아프며 음낭이 찬 데 쓴다(한의학대사전).

48 백작약(白芍藥) 20g, 계지(桂枝) 12g, 자감초(炙甘草) 4g, 생강(生薑) 5쪽, 대조(大棗) 4개(『동의보감(東醫寶鑑)』). 허로(虛勞)로 배가 당기고 아프며 덥게 하면 통증이 덜해지고 식욕이 부진하며 몸에 열감이 나고 손발바닥이 달아오르며 팔다리가 저리고 아프며 가슴이 두근거리고 답답하며 저절로 땀이 나고 유정(遺精), 동설(洞泄)이 있는 데에 쓴다. 만성 위염, 위십이지장 궤양, 위신경증, 자율 신경 실조증, 심장 신경증 등에 쓸 수 있다(한의학대사전).

49 시호(柴胡)·백작약(白芍藥)·지실(枳實)·자감초(炙甘草) 각 같은 양(『동의보감(東醫寶鑑)』). 열궐증(熱厥證)으로 몸에 열이 나면서 손발이 따뜻하다가 점차 싸늘해지는 증상 또는 명치 아래가 아픈 데, 지나친 설사, 옆구리와 명치가 그득하고 단단하며 손발이 싸늘한 데 쓴다. 담낭염, 담석증, 만성 위염, 위십이지장 궤양, 만성 간염, 만성 대장염, 결핵성 복막염 등 때 쓸 수 있다(한의학대사전).

ⓐ 신맛이 나는 음식은 간장과 담낭에 영양을 주지만 과다하면 목
승토(木乘土)하여 비장과 위장을 상하게 한다.

목모금(木侮金)

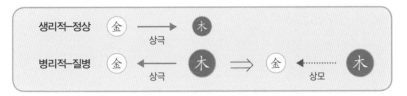

질환 예)

① **간화(肝火)**가 왕성해지면 가슴이 아프고, 입이 쓰고, 화를 자주
내는 등의 증상이 나타나는데, 이때 심해진 간화에 의해 폐장의
진액이 마르고 폐기가 떨어져 기침, 농축된 가래, 천식 등이 발
생하거나 비염이 심해진다. 코와 기관지는 폐장에 귀속되므로
만성적인 비염이나 천식은 실리마린 등 간장약을 응용하면 치료
에 도움이 된다.

여기서
잠깐

간화(肝火)

간장이 받는 스트레스로 인해 간장에 울화가 생기는데 이것이 심해지면
수생목(水生木)이 이루어지지 않아 간음(肝陰)이 부족해지고 항진된 간양
(肝陽)이 경동맥(頸動脈)을 따라 올라가서 여러 가지 증상이 나타난다. 즉

어지럽거나 머리가 아프고 귀가 울리며 얼굴과 눈이 붉어지고, 여러 장기의 출혈 증상으로 나타나기도 하는데 중풍이나 코피, 하혈 등이 그것이다. 원인으로는 아래와 같은 여러 가지 요소들이 있다.

- 분노, 억울함, 원망 등에 마음을 쓰는 것
- 과도하게 신경을 쓰는 것
- 과다한 업무로 인한 신체의 피로, 수면 부족
- 밤에 일하는 것
- 과식, 폭식, 상한 음식의 섭취 등에 의한 위장 기능의 약화
- 환경 호르몬 섭취(환경호르몬의 주범은 플라스틱 용기 제품, 일회용품들, 합성세제, 성장호르몬을 먹여 키운 육류, 합성계면활성제가 들어간 각종 세제들, 살충제, 배기가스 등)에 의한 호르몬 교란
- 체질과 계절에 맞지 않는 음식물의 과다 섭취
- 고기, 인스턴트식품, 패스트푸드 등과 같이 열량이 많거나 효소가 없는 식품 섭취
- 술, 약물 과다 복용, 흡연 등의 독소에 대한 노출

② 피부는 금(金)에 속하는데, 간장의 이상에 의해 간열이 너무 심해지면 그 열이 피부로 발산되어 무좀, 아토피, 건선, 비듬 등의 피부질환이 생긴다. 따라서 반복되어 재발되거나 치료가 잘 안 되는 난치성 피부질환의 치료는 간장의 기능을 정상화하는 것이 출발점이다. 예부터 조상들은 무좀, 난치성 피부질환 등의 치료에 민간요법으로 식초(신맛, 목木에 속함)를 피부에 바르곤 했다.

③ 과도한 음주는 간장의 해독 기능 저하와 간열의 직접적인 발산

(發散)을 일으키므로 아토피, 건선 등의 피부병이 심해지고, 비염, 천식도 급격히 심해진다.

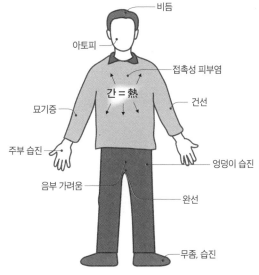

비듬

아토피

접촉성 피부염

간 = 熱

묘기증

건선

주부 습진

엉덩이 습진

음부 가려움

완선

무좀, 습진

[간열이 심해져서 나타나는 피부질환]

④ 간장이 많이 나빠지면 간 순환부전으로 인체 전체에 압력 순환
(p.183쪽 그림 참조)이 되지 않아 폐장에 기흉[50]이 생긴다.

토극수(土剋水)와 그 병리적 현상(토승수, 토모목)

비장은 토(土)에 속하고, 신장은 수(水)에 속하므로 비장의 운화 기능이 신장의 물(水)의 범람을 방지하여 신장의 정상적인 생리적 기능

---

50 Pneumothorax, 氣胸. 기흉이란 한자어로 '공기'라는 의미의 '기(氣)'와 '가슴'이라는 의미의 '흉(胸)' 자가 합쳐진 말로, 폐를 둘러싸고 있는 흉막강 내에 여러 원인으로 인해 공기가 차게 되어 호흡 곤란이나 흉부 통증 등의 증상을 일으키는 상태를 말한다(국가건강정보포털 의학정보).

을 유지한다. 이러한 토극수(土剋水)에 따른 인체의 생리적인 기능을
예를 살펴보자.

- 나이가 들면서 소화 기능이 약해지기 시작하면 부신의 면역 기능
  이 함께 떨어진다.
- 임맥(기경팔맥의 하나로 몸의 음경陰經을 통솔하므로 위경락과 관련됨)이
  고장 나면 독맥(기경팔맥의 하나로 몸의 양경陽經을 통솔하므로 방광경
  락과 관련됨) 역시 고장 난다. 이는 인체에서 음(陰)이 고장 나면 양
  (陽)이 고장 나는 원리인데, 예를 들면 여성의 경우 여성호르몬 중
  음의 성질이 강한 프로게스테론(progesterone)이 분비되지 않으
  면 양의 성질이 강한 에스트로겐(estrogen)이 분비되지 않는 이치
  와 같다.
- 단맛은 토(土)에 귀속되고 짠맛은 수(水)에 귀속되는데 요리를 할
  때 음식이 너무 짜면 설탕을 넣어서 짠맛을 중화시킨다.
- 단맛과 짠맛의 음식이 섞인 자극적인 음식을 좋아하면서도 장수
  하는 일본인들의 특성을 이해할 수 있다.

여기서
잠깐
♨

임맥(任脈)과 독맥(督脈) 이야기

우리 몸의 12경맥 중에 임맥(任脈)은 몸의 앞쪽 아랫입술로부터 식도,
위장이 포함된 정중앙선을 따라 회음(會陰 : 생식기와 항문 사이)에 이르

는 경맥으로 6음경(陰經)을 다스리고 있어 음맥지해(陰脈之海)라고 일컫는다. 그래서 아랫입술이 발달한 사람은 음적인 기운이 강한 사람이다. 동물 중에 임맥이 발달한 대표적 동물이 펠리칸이며 어류 중에는 명태, 대부분의 초식동물이 해당하며 온순한 성질을 지닌다.

임맥의 '임(任)'자에 '계집녀(女)'자를 붙이면 바로 '임신할 임(妊)'이 되는데, 임맥은 임신과도 아주 밀접하게 관련되어 여성이 임맥이 발달하지 않으면 불임 확률이 높다고 볼 수 있다. 즉 윗입술이 튀어나와 발달되고 메부리코의 인상을 가지고 있는 여성은 불임일 확률이 높다고 추측할 수 있다.

독맥(督脈)은 회음에서 시작하여 인체의 뒤쪽 정중앙선을 따라 상향(上向)하여 백회(百會 : 천문)를 돌아 앞으로 내려와서 입천장에서 끝난다. 독맥은 6양경(陽經)을 통솔·관할하므로 양맥지해(陽脈之海)라고 한다. 독맥이 발달하면 윗입술이 발달하고 활동적이며 공격적인 기운을 지니게 된다. 동물에서는 사자와 같은 맹수류가 위턱이 발달되어 있고, 독수리나 매와 같은 맹금류, 상어, 위턱에 양쪽으로 독이빨을 가지고 있는 독사 등이 속한다. 독맥이 발달한 아이들은 대체로 공격적인 성향과 신경질적인 경우가 많고, 열등감과 자기 비하 의식이 내재되어 있는 반면, 임맥이 발달한 아이들은 모든 일에 믿기를 잘하고, 낙천적이며 수동적이다.

임맥과 독맥을 연결하는 운동이 혀를 입천장에 살짝 갖다 대 음양을 연결하는 것인데 잠자는 아이를 보면 혀가 입천장에 붙어 있음을 알 수 있다. 사랑하는 남녀가 입술을 맞추는 것도 임맥과 독맥이 만나는 것이다. 임맥은 땅의 기운을 가지고 있고 독맥은 하늘의 기운을 가지고 있어서 건강한 남녀의 섹스는 임맥과 독맥이 합하는 것이므로 그 순환을 통해 몸의 활기와 생기를 넣어준다고 할 수 있다.

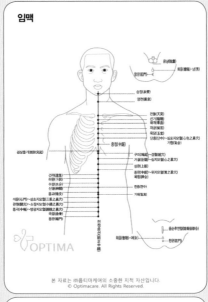

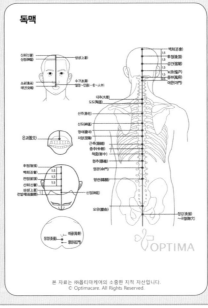

정상적인 생리적 관계에서는 토극수(土剋水)이나 비장에 병이 발생하여 오래되면 비장의 기운이 병적으로 커지게 된다. 이때 비장의 기운이 지나치게 신장을 눌러서 비장의 병이 신장에 영향을 미치게 되는 상승 현상이 발생하고, 동시에 상모 현상이 발생하여 목극토(木剋土)가 거꾸로 토극목(土剋木)이 되는 토모목(土侮木) 현상이 발생하게 된다. 이 경우 비장의 병이 간장에도 영향을 미치게 된다. 이와 같은 토극수(土剋水)에 따른 병리적 현상을 예로 살펴보면 다음과 같다.

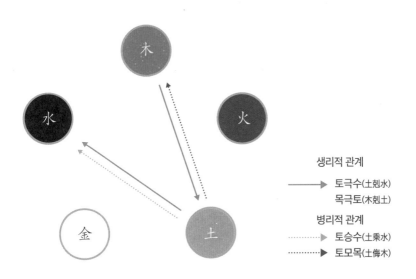

토승수(土乘水)

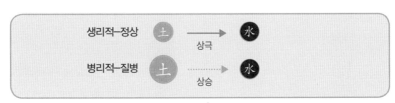

질환 예)

① 오행배당표에서의 오기(五氣) 중 비장이 싫어하는 습병(濕病)이 신장으로 전변(傳變)되면 소변, 대변에 문제가 생긴다. 요실금, 소변삭(小便數, 소변 빈삭, 오줌을 조금씩 자주 누는 증상), 변비(便祕), 변당(便溏)등이 온다.

② 비장과 위장에 열이 생기게 하는 원인이 지속되면 비·위장의 과도한 열이 신장을 눌러서 골다공증, 신장성 고혈압, 요통, 부신 기능저하 등이 유발될 수 있다.

여기서
잠깐
❦

비장과 위장에 열이 생기는 여러 가지 원인

● 과식, 폭식

● 잠자기 전의 식사

● 불규칙적인 식사

● 간식

● 비·위장을 건강하게 하는 영양소(95쪽 참조)를 너무 많이 먹는 것

● 체질과 계절에 맞지 않는 음식을 먹는 것

● 효소가 없는 인스턴트식품을 먹는 것

● 위벽을 자극하는 탄산음료 섭취

---

③ 과식을 하면 성욕이 감소된다(과식 → 내당능 장애 → 코르티솔 분비

→성호르몬 저하).

④ H2저해제, PPI 제제의 과도한 복용은 위장 열을 높여 신기능 저하나 발기부전의 원인이 된다.

⑤ 인슐린저항성이 다낭성난소증후군과 부신기능항진증을 유발할 수 있다.

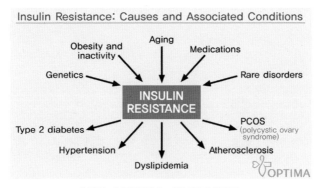

Insulin Resistance: Causes and Associated Conditions

본 자료는 ㈜옵티마케어의 소중한 지적 자산입니다.
© Optimacare. All Rights Reserved.

⑥ 고인슐린혈증(hyperinsulinemia, 인슐린 분비가 비정상적으로 증가되는 것)이 지속되면 과분비된 인슐린은 신장에서 염분 재흡수를 촉진하여 혈장량을 증가시키고, 세포막 Na-K ATPase의 활성을 억제하여 세포내 Ca++ 이온 농도를 증가시킴으로써 고혈압을 유발하거나 악화시킨다.

⑦ 야식을 하고 잠을 자게 되면 인체가 음식을 소화·흡수하는 데 호르몬을 쓰게 되므로 자면서 분비되는 성장호르몬이 적게 분비된다. 성장하는 것은 골수(骨髓)의 작용으로 수(水)에 해당하므로 토승수(土乘水)가 된다.

⑧ 단맛이 있는 음식은 비장과 위장에 영양을 주지만 과다하면 토

승수(土乘水)하여 신장과 방광을 상하게 한다.

⑨ 당뇨병 말기에 합병증으로 신장이 망가진다.

⑩ 사상체질에서는 비대신소(脾大腎小)의 체질이 소양인(194쪽 참조)인데, 즉 비·위장의 기능이 항진되고 신장의 기능이 저하되어 있는 체질이다. 비·위장의 기능이 항진되면 토승수(土乘水)에 따라 신장의 기능이 저하된다.

토모목(土侮木)

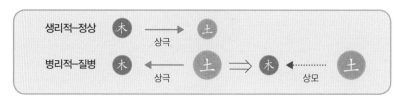

질환 예)

① 비장에 습이 많아지면 간장의 소설(疏泄) 기능을 막아서 간기울결(肝氣鬱結)이 온다. 한의학 방제로는 소요산[51], 시호소간탕[52] 등을 적용한다.

② 비·위장이 약해져서 소화력이 떨어지면 담즙이 과다 분비되면서 간장의 기능이 약해질 수 있다.

---

[51] 백출(白朮)·백작약(白芍藥)·백복령(白茯苓)·시호(柴胡)·당귀(當歸)·맥문동(麥門冬) 각 4g, 감초(甘草)·박하(薄荷) 각 2g, 생강(生薑) 3쪽(『동의보감(東醫寶鑑)』). 옆구리가 아프고 오슬오슬 추웠다 열이 났다 하며 머리가 아프고 어지러우며 식욕이 부진하고 명치 밑이 트적지근한 데, 월경이 고르지 못하면서 가슴이 답답하고 손발바닥이 달아오르며 유방이 부어오르는 것 같으면서 아픈 데 쓴다. 신경쇠약, 만성 간염, 월경 장애 등 때 쓸 수 있다(한의학대사전).

[52] 시호(柴胡)·진피(陳皮) 각 8g, 천궁(川芎)·적작약(赤芍藥)·지실(枳實)·향부자(香附子) 각 6g, 감초(甘草) 2g[기타]. 간기울결(肝氣鬱結)이 비(脾)에 영향을 주어 명치 밑이 트적지근하고 아프며 소화가 안 되고 식욕이 부진하며 트림을 자주 하면서 옆구리가 아프고 추웠다 열이 났다 하는 데 쓴다. 신경증, 만성 간염, 담낭염 등에 쓸 수 있다(한의학대사전).

딸꾹질 멈추는 법

딸꾹질은 흘역(吃逆)이라 하며 횡격막 및 호흡 작용을 보조하는 근육이 갑자기 수축하며 소리가 나는 현상이다. 오행배당표에서 보면 오변(五變)에서 '얼(噦)'이라 하여 비위(脾胃)가 상할 때 나타난다. 이것은 토승수(土乘水)의 병리적 현상에 따라 비위가 상하여 비위의 기능이 병적으로 커지면 (예 : 매운 음식을 먹는다.) 횡경막에 일시적으로 나타나는 긴장 상태라 할 수 있다. 횡경막과 골반저근은 서로 연결되어 있어서 호흡 시 함께 수축과 이완을 반복하게 되는데, 골반저근은 신장에 귀속되는 장기이므로 딸꾹질을 멈추는 방법은 다음과 같다.

① 양손으로 양쪽 귀를 꽉 쥐어 잡고 옆으로 힘껏 당긴다.

② 당긴 채로 앉았다 일어나기를 10회 반복한다.

③ 그래도 안 멈추면 같은 동작을 10회 더 반복한다.

❶ 귀는 오행배당표에서 신장에 귀속하고, 앉았다 일어나는 것은 신장을 자극하는 행위이기 때문에 이 방법이 효과가 있다.

· 잠시 쉬어가기 ·

오미(五味) 중 음식 맛에 따른
신장의 관리

신장이 안 좋은 사람은 토승수(土乘水)의 병리적 현상에 따라 토(土)를 강하게 하는 단맛과 화모수(火侮水)에 따라 화(火)를 강하게 하는 쓴맛을 금해야 한다. 그리고 정제되지 않은 소금을 넣은 음식(짠맛)을 조금씩 늘려가야 하는데, 배고플 때 음식을 갑자기 너무 많이 먹으면 급체하듯이, 짠맛의 음식을 갑자기 늘리면 오히려 신장을 망칠 수가 있으므로 조금씩 서서히 늘려가야 한다.

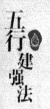
五行建强法

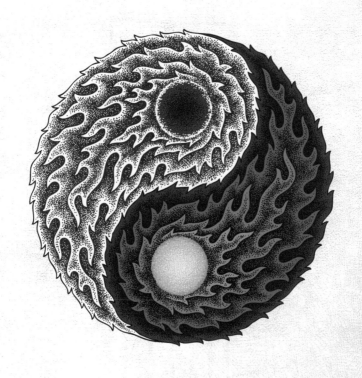

PART 3

오행으로 만성질환을 치유한다

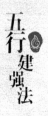

지금까지 오행의 원리를 인체에 적용해

오장 간의 정상적 · 생리적 관계인 상생, 상극의 관계와

비정상적 · 병리적인 관계인 상승, 상모의 관계를 다양한 예시로 설명했다.

이번 장에서는 이 내용을 종합하여 현대 의학에서 빈번히 발생하는

만성 질환에 대한 치료 원칙을 제시해 본다.

가장 대표적인 5가지 만성 질환에 대한 치료 원칙은

여타 만성 질환이나 암 등의 치료에도 응용할 수 있고,

각 장기의 질병을 다스리는 방법은 한의학 방제나 기능성 영양제, 건강기능식품,

체질에 따른 식이요법, 운동요법 등을 이용하여

병원 치료와 더불어 보조적으로 도움을 얻을 수 있을 것이다.

간장질환 (지방간, 간염 등)

간장은 오행배당표에서 목(木)에 속한다. 따라서 오행의 관계에 따른 간질환의 치료 원칙을 제시해 본다면, 수생목(水生木)에서의 모보법(母補法)과 금극목(金剋木), 목극토(木剋土)의 병리적 관계인 금승목(金乘木), 토모목(土侮木) 상태의 개선을 원칙으로 한다.

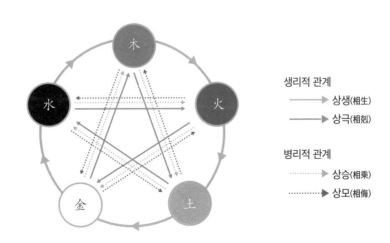

[오행의 상생, 상극, 상승, 상모 관계]

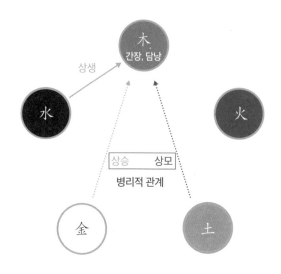

1) 본장(本臟)을 치료한다

간장과 표리관계인 담낭도 함께 치료한다. 간장 순환의 기본은 문맥 순환과 담낭 순환이다.

2) 모보법(母補法)에 따라 수(水)에 속한 신장을 보(補)한다

신장에 도움이 되는 생활요법은 다음과 같다.

- 신장에 도움이 되는 영양소를 섭취한다(107쪽 신장 영양소 참조).
- 미네랄의 결핍 상태를 개선한다. 미네랄은 신장의 필수 영양제다.
- 좋은 물을 마신다. 하루 1.8리터 정도의 알칼리수를 나누어서 조금씩 꾸준히 섭취하는 것이 원칙이나 체질에 따라 증감할 수 있다.

- 신장에 좋은 운동을 꾸준히 한다. 걷기 운동, 케겔 운동, 허리 돌리기, 기마자세 운동, 발목 운동, 반신욕 등을 환자의 몸 상태에 맞게 선택하여 꾸준히 한다.
- '맨발로 걷기'도 많은 도움이 된다.

3) 금극목(金剋木)에서 병리적 상태로 진행된 금승목(金乘木, 145쪽 참조) 상태를 개선한다

지나치게 항진되어 간장을 누르고 있는 폐장의 병을 다스린다. 예를 들어, 폐장의 순환으로 간장의 울화를 풀어주는 것이 해당한다 (111쪽 그림 참조).

4) 목극토(木剋土)에서 병리적 상태로 바뀐 토모목(土侮木, 160쪽 참조)상 태를 개선한다

비 · 위장의 기운이 병적으로 항진되어 간장에 영향을 미치므로 비 · 위장의 병을 다스린다.

현대인의 주변 환경이
미네랄의 결핍을 촉진한다!

● 화학비료, 농약, 제초제 등의 과다 사용으로 토양의 미네랄이 고갈되어 우리가 먹는 야채나 과일 등의 먹을거리에도 미네랄이 예전에 비해 부족해지고 있다. 특히 비닐하우스를 이용한 다모작은 지력(地力)의 약화뿐만 아니라 미네랄의 흡수에 도움이 되는 비타민 D도 결핍되게 한다.

● 자연에서 바로 채취한 과일이나 야채를 섭취하는 것이 아니라 대부분 유통 과정을 거쳐야 하기 때문에 수확한 지 오래되거나 냉장보관 등으로 효소가 파괴된 식품을 먹게 되므로 미네랄이 충분히 흡수되지 못한다.

● 가공식품과 인스턴트식품 등의 섭취 증가와 밥상에서 고기가 차지하는 비중이 점점 늘어나는 것은 상대적으로 더 적은 미네랄 섭취의 원인이다.

● 현존하는 가장 좋은 물은 미네랄이 풍부한 임신부의 양수(羊水)다. 이 양수와 같은 비율을 가진 것이 심해수(深海水)이고, 육지에서는 바위틈에서 나오는 약수다. 우리가 음용하는 물은 소독 처리된 수돗물을 정수기로 오염 물질과 미네랄을 걸러내고 H_2O만 마시는 것이다.

● 약물 복용은 인체에서 미네랄의 결핍을 초래한다. 예를 들어, 혈압약은 마그네슘(Mg), 아연(Zn), 진통 소염제는 칼슘(Ca), 철분(Fe), 제산제는 칼슘(Ca), 아연(Zn) 등의 미네랄 결핍을 초래한다.

● 현대인의 몸 안에서는 스트레스로 인한 미네랄의 요구량이 증가하고 있다.

신장에 좋은 운동하기

◐ 허리 돌리기

복부 순환을 위해 하는 운동이다. 양손을 허리에 붙이고 원을 그리듯이 시계 방향으로 10회 정도 부드럽게 돌려준 다음 그 반대로 돌려준다. 반복하여 5회 정도, 1일 3회 실시한다.

◐ 기마자세 운동

양발을 어깨너비로 벌리고 양팔을 앞으로 쭉 뻗은 후 허리를 꼿꼿이 세워준다. 의자에 앉듯이 무릎을 굽혀 상체를 내려준다. 1회에 30초 정도 지속한다.

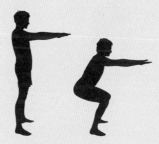

◐ 발목 운동

방광 경락이 지나는 발목 관절을 자극해주는 운동이다. 양 발목을 시계 방향과 반대방향으로 각각 5번씩 돌려준다.

◐ 맨발로 걷기

발은 신(腎)의 부속이기도 하고, 발바닥을 제2의 심장이라고 하듯이 발바닥에는 모세혈관의 60%가 분포되어 있고, 오장 육부의 경락이 모여 있어 혈액순환과 관련이 깊다. 현대인들은 발을 편하게 하기 위해 푹신하고 높은 신발을 많이 신는데 이것이 발바닥의 자극을 둔화시켜 순환장애로 이어지는 것이다. 따라서 맨발로 걷기는 둔화된 발바닥을 자극하여 심장의 혈액순환을 촉진해 협심증, 고혈압 등의 치료에 도움이 된다. 최근 언론53에서 맨발로 걷기는 당뇨, 고혈압, 고지혈증 등의 대사성 만성 질환 치료에 도움이 된다고 보도되기도 했다.

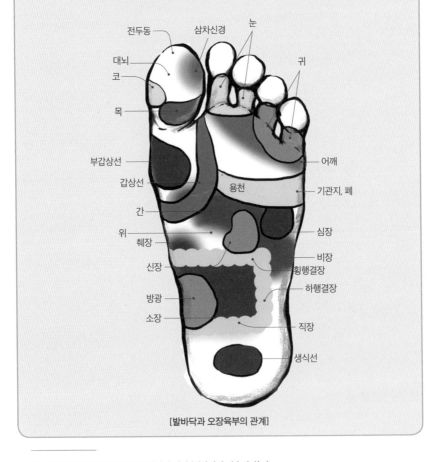

[발바닥과 오장육부의 관계]

---

53 2017년 8월 23일 KBS TV 생로병사의 비밀 '맨발이면 청춘이다' 편

심장질환(허혈성 심장질환, 심부전 등)

심장은 오행배당표에서 화(火)에 속한다. 따라서 오행의 관계에 따른 심장질환의 치료 원칙을 제시해 본다면, 목생화(木生火)에서의 모보법(母補法)과 수극화(水剋火), 화극금(火剋金)의 병리적 관계인 수승화(水乘火), 금모화(金侮火) 상태의 개선을 원칙으로 한다.

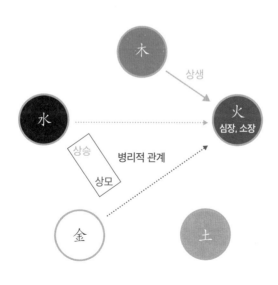

1) 본장(本臟)을 치료한다

심장과 표리관계인 소장도 함께 치료한다.

2) 모보법(母補法)에 따라 목(木)에 속한 간장과 담낭을 보(補)한다

급격한 스트레스에 의한 울화병은 간화(肝火)가 심화(心火)로 전이되어 나타나는데 이때는 간화를 먼저 다스려 치료하는 것이 좋다. 간장의 개선은 문맥순환을 바로 잡는 것이 기본이며, 문맥순환이 정상적이어야 심장의 전신순환이 바로 된다. 간장에 도움이 되는 생활요법은 다음과 같다.

● 간장에 좋은 영양소를 섭취한다(81쪽 간장 영양소 참조).

여기서
잠깐
❦

간장과 담낭에 좋은 영양소
● 간세포는 재생력이 높으므로 세포 재생에 좋은 비타민과 미네랄이 많이 함유된 신선한 과일 및 채소 등
● 간 대사를 촉진시키는 녹황색 채소
● 간장의 해독력을 높여주는 콩나물, 헛개나무, 비트, 부추 등
● 타우린이 다량 함유된 낙지, 조개류, 다슬기 등의 갯벌 음식
● 손상된 간장을 재생하기 위해 필요한 단백질, 견과류, 버섯류
● 결명자, 구기자, 오가피 등의 한약재

●담즙 분비를 촉진하는 이담제(cholagogue) - 올리브유, 울금, 모시조개 등
●지나친 담즙 분비를 요구하는 기름지고 지방이 많은 음식, 튀긴 음식, 인스턴트식품의 섭취는 제한한다.
●1일 1.8리터의 물 마시기

●음식을 골고루 섭취하되 탄수화물을 최대한 절제하고 간장에 나쁜 음식인 술, 오염되거나 비위생적인 음식, 포화지방산이 많은 기름진 음식, 인스턴트식품 등을 삼간다.

●간장에 좋은 운동을 한다.

• 간장경락과 담낭경락이 지나는 허벅지 부위의 근육을 키운다.

• 복부지방 제거를 위한 운동을 한다.

• 담낭경락이 지나는 옆구리를 자극해주는 운동을 한다.

• 강력한 근육 운동이나 단거리 달리기 등의 유산소 운동은 젖산을 발생하고 간장에 부담이 되므로 걷기나 조깅, 수영, 자전거 타기 등의 유산소 운동을 통해 지방을 연소시키고 근육이 천천히 붙도록 하는 것이 좋다.

3) 수극화(水剋火)에서 병리적 상태로 진행된 수승화(水乘火, 132쪽 참조) 상태를 개선한다

지나치게 심장을 누르고 있는 신장의 병을 다스린다. 신장의 기능이 약해져서 병이 커지면 혈압 조절 기능이 약해져서 심장에 부담을

주게 된다.

4) 화극금(火剋金)에서 병리적 상태로 바뀐 금모화(金侮火, 146쪽 참조) 상태를 개선한다

폐장의 병이 항진되면 심장에 영향을 미치므로 폐장의 병을 다스린다. 혈액 소순환인 폐장의 CO_2-O_2교환이 좋아지면 약화된 심장의 기운이 좋아진다.

당뇨병(糖尿病, diabetes mellitus)

오행배당표에서 췌장은 토(土)에 속하는데 이 췌장이 고장 나 생기는 병이 당뇨병이다. 당뇨병은 여러 가지 원인에 의해 몸이 혈당을 조절할 능력을 잃어서 생기는 증상이다. 음주, 잘못된 식습관, 운동 부족 등이 원인이 되어 혈당 조절 능력이 떨어지고, 스트레스가 장기간 지

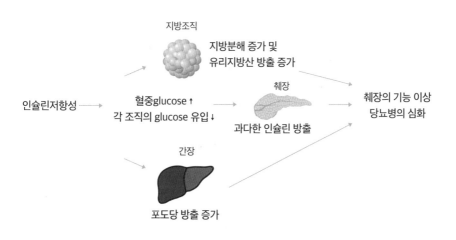

속되면 부신피질 호르몬의 분비가 증가해 인슐린 저항성이 생기게 된다. 이에 따라 과다하게 분비된 인슐린이 췌장의 기능을 떨어뜨린다. 이때 약물을 복용하면, 당장 혈당은 조절이 되는 것처럼 보이지만, 몸에서 혈당을 조절하는 능력은 점차 더 약해지게 된다. 즉 췌장이 약해져서 분비가 안 되는 인슐린을 약물의 자극으로 다량 분비하게 되어 오히려 췌장의 기능이 떨어지고, 점차 간장, 신장 등의 기능도 감소시키게 된다. 따라서 당뇨병은 초기에 췌장의 기능을 올려주고, 관련된 장기를 잘 다스리는 것과 잘못된 생활 습관을 바꿈으로써 내당능(glucose tolerance, 耐糖能)의 개선으로 치료에 도움이 될 수 있다. 따라서 오행에 따른 당뇨병의 치료는, 화생토(火生土)에서의 모보법(母補法)과 목극토(木剋土), 토극수(土剋水)의 병리적 관계인 목승토(木乘土), 수모토(水侮土) 상태의 개선을 원칙으로 한다.

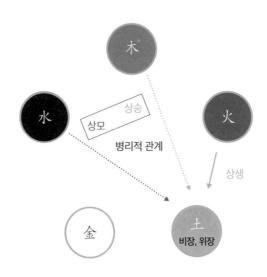

1) 본장(本臟)을 치료한다

비장과 표리관계인 위장도 함께 치료한다.

2) 모보법에(母補法) 따라 화(火)에 속한 심장을 보(補)한다

심장은 전신의 순환을 정상화하여 소화순환을 돕는다. 심장에 도움이 되는 생활요법은 다음과 같다.

- 심장에 좋은 영양소를 섭취하고(89쪽 심장 영양소 참조), 트랜스 지방과 당지수가 높은 음식 등 심장에 나쁜 음식은 피한다.
- 심장에 좋은 운동을 한다. 유산소 운동이 좋으며 단시간에 강도 높은 운동을 하는 것보다는 낮은 강도의 운동을 오랫동안 하는 것이 효과적이다. 걷기, 달리기, 수영, 산책, 자전거 타기, 체조 등이 대표적이다.

3) 목극토(木剋土)에서 병리적 상태로 진행된 목승토(木乘土, 148쪽 참조) 상태를 개선한다

지나치게 항진되어 비·위장을 누르고 있는 간장의 병을 다스린다. 당뇨가 생기는 원인 중에는 간장에서 기인한 경우도 있다. 간장에 질환이 생기면 간장에 많은 혈액이 필요하게 되는데, 간장은 인체에서 혈액 배분 1순위이므로 차순위인 췌장에는 혈액 부족 증상이 나타나게 되는 것이다. 이로 인해 췌장에 인슐린 분비 능력이 떨어지므로 당뇨병을 유발한다. 또한 병적으로 항진된 간장에서는 내인성 포도당이 증가한다.

4) 토극수(土尅水)에서 병리적 상태로 바뀐 수모토(水侮土, 133쪽 참조) 상태를 개선한다

신장의 병이 항진되어 비·위장에 영향을 미치므로 신장을 다스린다. 이것은 요리에서 짠맛으로 단맛을 조절하는 원리와 같다.

천식(喘息, asthma)

천식은 폐장 속에 있는 기관지가 예민해져서 점막이 붓고 그로 인해 숨이 차오르는 일종의 알레르기 반응으로, 음양오행표에서 금(金)에 속하는 폐장의 질환이다. 따라서 오행의 관계에 따른 천식의 치료 원칙은, 토생금(土生金)에서의 모보법(母補法)과 화극금(火剋金), 금극목(金剋木)의 병리적 관계인 화승금(火乘金), 목모금(木侮金) 상태의 개선이다.

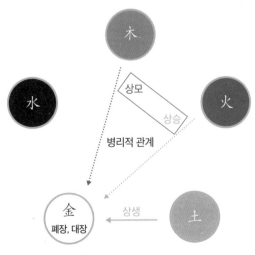

1) 본장(本臟)을 치료한다

폐장과 표리관계인 대장을 함께 치료한다.

2) 모보법에 따라 토(土)에 속한 비장과 위장을 보(補)한다

비·위장에 도움이 되는 생활요법은 다음과 같다.

  ●비·위장에 좋은 영양소를 섭취한다(95쪽 비장 영양소 참조).
  특히 체질에 맞는 효소의 복용이 비장의 기능 향상에 많은 도움
  이 된다.
  ●비·위장에 열을 생기게 하는 음식을 피한다(158쪽 참조).
  ●비·위장에 좋은 운동을 한다. 위장 기능을 개선하기 위한 운동은
  공복 상태나 식후 1~2시간 후에 실시하는 것이 바람직하며 지속
  적으로 하는 것이 중요하다. 식후에 휴식이나 가벼운 걷기 운동,
  스트레칭, 맨손 체조 등도 도움이 되고 요가, 윗몸 일으키기, 수영
  등의 복근을 강화하는 운동도 위장 기능 개선에 좋다.

3) 화생금(火生金)에서 병리적 상태로 진행된 화승금(火乘金, 137쪽 참조) 상태를 개선한다

지나치게 항진되어 폐장을 누르고 있는 심화(心火)의 기운을 내려
준다.

4) 금극목(金剋木)에서 병리적 상태로 바뀐 목모금(木侮金, 151쪽 참조)상태를 개선한다

간장이 간화(肝火)로 지나치게 항진되어 폐장을 누르므로 간화를 풀어준다. 문맥순환의 개선이 기본이다.

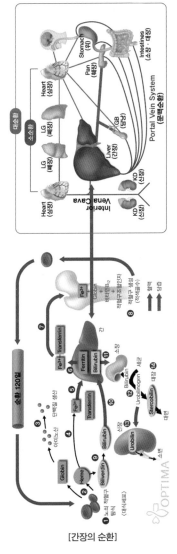

[간장의 순환]

고혈압(高血壓, high blood pressure)

최근의 통계[54]에 의하면 우리나라 고혈압 환자는 1,000만 명에 육박한다. 원래 고혈압은 우리 몸의 항상성(恒常性)을 유지하는 하나의 기전이다. 대부분의 경우 혈관의 노화에 의한 혈액 순환장애가 생겨서 심박출량이 증가하거나 말초혈관 저항이 증가하는 것 등이 원인이다. 그러나 이러한 혈압의 항진 상태를 약물에 의해 저하시키면 심박출량이 줄어들어 혈액 순환 장애 등의 부작용이 유발될 수 있다.

일본의 현직 의사인 마쓰모토 미쓰마사는 그의 저서 『고혈압은 병이 아니다』에서 고혈압에 관한 기존의 상식을 비판하며 '혈압이 높아지는 것은 자연스러운 현상이지 질병이 아니기 때문에 약을 복용할 필요가 없다'고 단언한다. 오히려 '혈압약을 먹으면 암이나 치매에 걸릴 수 있고, 뇌경색을 유발할 수 있으니 혈압약 사용에 신중을 기해야 한다'고 주장한다.

---

54 건강보험심사평가원에 따르면 우리나라 고혈압 환자는 2014년 707만 명, 2015년 721만 명, 2016년 752만 명으로 늘고 있는 추세다.

최근 들어 고혈압을 혈압강하제 없이 치료하는 것에 대한 연구 결과들이 속속 나오고 있다. 그 결과들을 요약하면, 고혈압 환자의 80% 이상이 경계역(120~160/90~94mmHg), 경미(140~160/95~104mmHg), 중등(140~180/105~114mmHg) 범위에 해당하는데, 이들 대부분의 고혈압은 식이요법과 영양 관리, 생활습관에 변화를 주면 조절할 수 있다는 것이다. 실제로 비교 연구에서 경계역 또는 경미한 고혈압은 다양한 비약물 요법이 혈압강하제보다 효과가 탁월하다는 사실이 입증되었다. 따라서 고혈압은 우리 몸에서 혈액 순환의 압력을 조절하는 신상 기능의 저하로 보고 저하된 신장 기능의 조절을 통해 치료할 수 있는데 신장은 오행배당표에서 수(水)에 속한다.

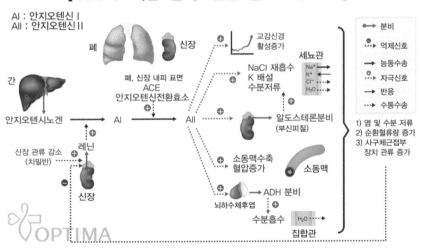

[RAAS 레닌-안지오텐신-알도스테론 계]

오행에 따른 고혈압의 치료는, 금생수(金生水)에서의 모보법(母補法)과 토극수(土剋水), 수극화(水剋火)의 병리적 관계인 토승수(土乘水), 화모수(火侮水) 상태의 개선을 원칙으로 한다.

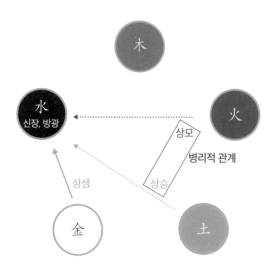

1) 본장(本臟)을 치료한다

신장의 표리관계인 방광도 함께 치료한다.

2) 모보법(母補法) 따라 금(金)에 속한 폐장과 대장을 보(補)한다

폐장과 대장에 도움이 되는 생활용법은 다음과 같다.

    ◐ 폐장에 좋은 영양소를 섭취한다(103쪽 폐장 영양소 참조).
    ◐ 폐장에 좋은 유산소 운동으로 심폐 지구력을 강화하고, 심호흡(호

흡을 길게 들이마시고 내뱉는 운동), 줄넘기, 자전거 타기, 수영, 걷기, 달리기, 등산 등이 도움이 된다.

● 대장에 좋은 영양소인 식이섬유, 유산균 등을 섭취하고 장에 좋은 운동(장운동, 붕어운동)을 한다.

● 오행표의 오주(五主) 중에서 금(金)에 속하는 피부를 단단히 한다.

3) 토극수(土剋水)에서 병리적 상태로 진행된 토승수(土乘水, 157쪽 참조) 상태를 개선한다

지나치게 항진되어 신장을 누르고 있는 비장의 병을 다스린다.

4) 수극화(水剋火)에서 병리적 상태로 바뀐 화모수(火侮水, 138쪽 참조) 상태를 개선한다

심장의 병이 항진되어 신장에 영향을 미치므로 심화(心火)를 다스린다. 심화를 다스리는 한방제제인 천왕보심단, 쓴맛의 음식, 스트레스 해소 등이 도움이 된다.

여기서
잠깐
❦

장운동
장을 건강하게 하는 운동이다. 양손바닥을 장 위에 얹어놓고 배를 내밀고 당기기를 반복적으로 하는 운동이다. 천천히 일정한 속도(2~3초)로 서서, 앉아서, 누워서 자유롭게 할 수 있다. 배를 내밀 때 숨을 들이마시고 배를 당길 때 숨을 내쉰다.

붕어운동

딱딱한 자리에 바로 누워서 두 손을 깍지 끼어 목 뒤에 대고 머리와 발끝이 동시에 좌측으로 가도록 몸을 젖혀 두었다가 다시 우측으로 젖혀주는 식으로 마치 붕어가 헤엄치듯 몸을 좌우로 흔들어 준다. 처음에는 속도를 천천히 하다가 점차 빠르게 하고 아침, 저녁으로 3분씩 한다. 장이 좋아지게 하고 척추교정에 좋은 운동이다.

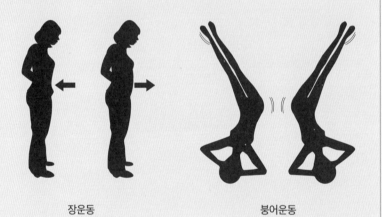

장운동   붕어운동

현대인의 피부가 약해지는 이유

◐피부에서 자외선에 의한 비타민 D 합성 결핍

1) 실내 생활에 의한 햇볕 접촉 시간의 결여

2) 자외선이 통과하지 않는 비닐하우스 생산 식품의 섭취

3) 흰 피부에 대한 선호 의식으로 선크림 과다 사용

◐사계절 중 여름철에는 인체의 기(氣)가 바깥쪽으로 몰리므로 땀을 많이 내야 한다(300쪽 참조). 그래야 피부가 단단해지며 건강해지는데 현대에는 학교, 직장, 집, 교통기관 등의 모든 곳에 에어컨이 설치되어 땀을 흘리지 못한다. 때문에 여름철에도 가능한 한 에어컨을 피하고, 땀을 흘리는 운동을 하는 것이 피부를 건강히 하는 것이다.

◐자라는 어린아이들은 흙을 밟고 뛰어 놀아야 피부가 건강해진다. '아토피에 걸린 거지는 없다'는 말이 있을 정도로 흙의 적당한 미생물은 우리 몸의 피부에 살면서 피부 면역을 키워주고 보호해준다. 잦은 샤워도 미생물을 피부에서 모두 내보내는 행위다.

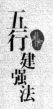

五行_外建強法

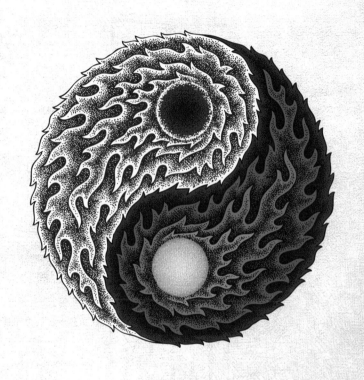

PART 4

누구나 쉽게 알 수 있는 사상의학

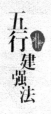

五行建強法

사상의학은 조선 후기인 1894년, 동무 이제마(李濟馬)가 창안하여
『동의수세보원(東醫壽世保元)』에서 발표한 의학이론으로,
사람들을 체질적 특성에 따라 태양, 태음, 소양, 소음의 네 유형으로 나누고
그에 따라 병을 진단하고 치료하는 체질의학이다.
사상의학은 동양의 음양론을 기본으로 하여 장부 기능의 강약이 선천적으로
체질별 성정(性情, 천성과 감정)의 차이, 즉 성격의 차이에 의해 만들어진다고 보는 것이다.
그래서 인체에 생긴 병의 치료도 성정의 변화에 따른 장부의 부조화로 보고
병이 생긴 곳의 기 순환과 장부의 기능을 순조롭게 하여 성정의 안정을 취하는 것이다.
이러한 사상의학은 음양오행의 순환원리에서 오행이 아닌 사상(四象)으로서의 의학이다.
오행에서는 비장을 인체의 중심으로 보는데 비해, 사상에서는 심장을 중심으로 보고
장부의 개념에서 제외시켰다. 이는 우리 몸에서 심장을 '마음'으로 보고,
이 마음을 육체 변화의 에너지원으로 여김으로써
장부의 강약(強弱)이나 대소(大小)도 마음의 변화에서 온다고 본 것이다.
이것은 현대 의학에서 '스트레스에 의해 모든 병은 출발한다'고 보는 견해와 같으며
심신(心身)을 함께 다스리는 의학이라고도 볼 수 있다.
사실 『황제내경』이나 『동의보감』에서도 체질의학을 다루고 있으나
여기서는 오행의 관계에서도 많이 인용한 사상의학에 따른 4체질을 소개한다.

체질학적 특징

태양인(太陽人)

- 오행 중에서 금(金)이 가장 왕성하고 목(木)이 상대적으로 약하다.
- 장부에서는 폐장이 크고 간장이 작은 체질이다(폐대간소, 肺大肝小).
- 발달된 부위는 <u>폐장, 위완</u>[55](내뱉는 역할), 두뇌(두뇌 작용이 활발하다), 혀(미각), 귀(청각), 피부, 모발이다.

태음인(太陰人)

- 오행 중에서 목(木)이 가장 왕성하고 금(金)이 상대적으로 약하다.
- 장부에서는 간장이 크고 폐장이 작은 체질이다(간대폐소, 肝大肺小).
- 발달된 부위는 <u>간장, 소장</u>(영양의 흡수기관), 배꼽, 코(후각 발달), 쓸개(고기를 좋아한다), 허리, 척추, 근육이다.

---

55 식도 부위를 말함. 대장과 함께 폐의 부(腑)에 속한다.

소양인(少陽人)

○ 오행 중에서 토(土)가 가장 왕성하고 수(水)가 상대적으로 약하다.

○ 장부에서는 비장이 크고 신장이 작은 체질이다(비대신소, 脾大腎小).

○ 발달된 부위는 비장, 위장(음식물의 소화 기관), 가슴(유방이 크다), 눈(시력), 등(등이 넓다), 근막(만지면 단단하다)이다.

소음인(少陰人)

○ 오행 중에서 수(水)가 가장 왕성하고 토(土)가 상대적으로 약하다.

○ 장부에서는 신장이 크고 비장이 작은 체질이다(신대비소, 腎大脾小).

○ 발달된 부위는 신장, 대장(배설 기관), 생식기(남자는 정력이 좋다), 입(말을 논리적으로 잘한다), 방광, 뼈(단단하다), 자궁(여성은 초경이 빠르고 폐경도 늦다, 임신이 잘 된다)이다.

외형적 특징

태양인

- 가슴 윗부분이 발달되어 목덜미가 굵고 실하며 머리가 크고 둥근 편이다.
- 전체적으로 머리에 비해 몸통이 상대적으로 작은 역삼각형이다.
- 관골(광대뼈)이 나오고 하관이 빠르고(턱 부분이 갸름하여 뾰족하다) 눈에 광채가 있다. 귀가 크며 잘생겼다.
- 허리 아랫부분이 약한 편이어서 엉덩이가 작고 다리가 위축되어 서 있는 자세가 안정되어 보이지 않는다.
- 용모가 뚜렷하고 살이 비후하지 않다.
- 피부는 희고 고우나 검으면 질환이 있는 것이다.
- 태양인 여자는 몸이 건강하고 실하지만 자궁의 발육이 나빠 임신을 하지 못하는 경우가 있다.

태음인

- 허리와 배가 발달하여 허리가 굵고, 상체보다는 하체가 더 충실하여 서 있는 자세가 굳건하다.
- 전체적으로 원형 또는 타원형의 인상이며 머리에 비해 상대적으로 몸통이 커 보이고 뼈대가 굵어 듬직해 보인다.
- 얼굴이 크고 둥글거나 네모꼴이며 눈, 코, 입, 귀가 크고 입술은 대체로 두툼하다.
- 피부가 두터우며 거칠다. 주로 피부가 검은 편이다.
- 키가 크고 체격이 좋은 경우가 대부분이고 마르고 키가 작은 경우도 있다. 마르면 허리는 길다.

소양인

- 가슴 부위가 발달하고 충실하여 어깨가 넓다.
- 전체적으로 윤곽이 화려하고 아름답다.
- 얼굴은 대체로 작고 턱이 뾰족하여 역삼각형이고 입술은 얇고 눈매가 날카롭다.
- 허리 아래로는 약하여 엉덩이가 작고 빈약하기 때문에 앉은 모습이 외롭게 보이고 걸음걸이가 날래다.
- 피부는 흰 편이고 누런빛이 혼재되어 있으며 윤기가 없다.
- 말하는 것이나 몸가짐이 민첩해서 경솔하게 보일 수도 있다.

소음인

- 가슴은 빈약하지만 엉덩이가 커서 상체보다 하체가 균형 있게 발달했다.
- 전체적으로 체격이 작고 아담하며 마르고 약한 체형이지만, 크고 우람한 사람도 있다. 걸을 때 앞으로 수그린 모습을 하는 사람이 많다.
- 얼굴이 작고 타원형 또는 달걀형이 많고 눈, 코, 입이 오밀조밀 잘 어우러져 있다. 미남, 미녀형이다.
- 피부가 희고 부드럽다.
- 살과 근육이 비교적 적으나 골격은 굵은 편이다.

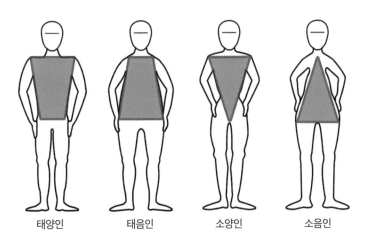

태양인　　태음인　　소양인　　소음인

성격적 특징

태양인

● 지도력이 강하고 과감하며 사교적이어서 아무나 잘 사귄다.

● 항상 마음에 급박지심(急迫之心)이 있어서 매사에 일을 급하게 서두르며 조바심을 낸다.

● 마음의 욕구는 방종지심(放縱之心)이 있어서 남을 배려하지 않고 항상 예의 없이 자기 멋대로 행동하려는 경향이 있다.

● 기품은 과단성과 패기가 있으며 깔끔하고 단정하다.

● 행동은 강직하고 독선적이다.

● 장점은 매사에 물러섬이 없이 나아가려 하고 재질이 뛰어나며 창의력이 있고 지도력이 강하다.

● 단점은 과장하는 것이 많거나 자존심이 강하고 냉정하며 독선적이어서 인신공격을 일삼거나 잘못을 잘 인정하지 않고 남에게 떠넘기는 경향이 있다.

태음인

- 소화 및 흡수 기능은 좋은 반면 순환 및 배출 기능(땀, 호흡, 배변, 배뇨)이 약하고, 무언(無言) 중에 실천하는 지구력이 있다.

- 항상 있는 마음은 겁심(怯心)이어서 본인이 해 본 일은 잘 지키고 해내지만 새로운 것을 시작하려면 겁부터 낸다.

- 마음의 욕구는 물욕지심(物慾之心)이 있는데 밖을 살피지 않고 안만 지키려 하므로 재물을 가지려는 욕심이 많아지게 된다.

- 기품은 바르고 떳떳하며 의젓하고 진중하나 속내를 잘 드러내지 않아 음흉하다는 말을 듣기도 한다.

- 행동은 돌다리도 두드리고 확인한 후 걷는 성격이며 걸음걸이가 의젓하고 무게 있게 천천히 걷는다.

- 장점은 언행이 듬직하고 활동적이며 처세가 능하다.

- 단점은 욕심이 강하고 가정은 중히 여기나 사회를 경시한다. 활동적이나 게으르고 자신의 생각은 잘 드러내지 않아 속을 알 수가 없다.

소양인

- 몸에 열이 많은 체질이며 성격적으로는 감정 기복이 심하다. 총명하고, 강직하고, 용감하며 사무정리를 잘 한다.

- 항상 있는 마음은 두려운 마음인데, 이를 구심(懼心)이라 한다. 일을 벌이기만 하고 수습하지 못하여 낭패가 되는 일이 많다 보니 항상 또 다른 무슨 일이 생길까 두려워하는 마음이 있다.

- 마음의 욕구는 편사지심(偏私之心)이 있어서 일을 공정하게 하지 않고 사사로운 정에 치우쳐 공평하지 못한 마음이 있다.
- 기품은 적극적이고 활발하며 명쾌하고 똑똑하여 일을 잘 벌이지만 마무리는 약하다.
- 행동은 즉흥적이고 처음에는 남보다 앞서 나가지만 곧 싫증을 잘 내고 체념도 빠르다. 그래서 뒤끝도 없다.
- 가정에 충실하지 않고 밖으로 나다니며 일을 잔뜩 벌인다.
- 장점은 돌진적이며 외부 활동을 좋아하고 책임감, 명예심, 봉사심이 강하다.
- 단점은 짧은 재주를 믿고 잘난 체하며 화를 자주 내고, 급한 성질로 불안한 거동을 보인다. 주위 사람에게 상처를 주는 말을 하기 쉬우나 본인이 좋지 않은 말을 들으면 얼마 안 가서 잊어버린다.

소음인

- 따뜻한 기운이 약해서 몸이 냉하고 개인주의적인 성향이 강하며 이해타산에 밝다.
- 항상 있는 마음은 불안정지심(不安定之心)으로, 매사 조마조마해 한다. 소극적인 성향을 가지고 있어서 소심하고 내성적이며 추진력이 약하다.
- 마음의 욕구는 투일지심(偸逸之心)으로 자신의 속마음을 드러내지 않고 소심한 성격이 지나쳐 안일에 빠지기 쉽다. 너무 자만하는 마음(긍심, 矜心)과 다른 사람의 업무를 빼앗는 행동(탈심, 奪心)

이 지나치게 된다.

◐ 기품은 치밀하고 잔재주가 있으며 얌전하고 온순하다.

◐ 행동은 섬세하고 사교적이나 경솔하고 우유부단하다. 얌전하고 조용하게 걷는다.

◐ 말이 별로 없고 잘 나서지 않으나 자신과 가까운 사람에게는 속을 잘 털어 놓는다. 잘 삐치는 경향이 있다.

◐ 장점은 사색적이고 깐깐하고 세밀하다.

◐ 단점은 중상(中傷, 사실무근의 말로 남을 헐뜯음)을 하며 질투심이 많고, 매사에 수줍음이 많아 내성적이므로 과단성이 적다. 꽁하여 다른 사람의 말에 쉽게 상처를 받는다.

주요 병증과 건강

○

●

☯

태양인의 주요 병증

　간장 질환, 위장병, 신경과민(불면, 불안, 상열감), 편두통, 치매, 이비인후과 질환, 주로 하체의 근무력증, 헛구역질, 구토증, 맑은 침이 입안에 고임, 자가면역질환(간장이 약해서 생기는 것으로 희귀병인 파킨슨병, 간질, 루푸스 등), 근육 질환(루게릭병, 중증 근무력증, 강직성 척추염 등)이 있다.

태음인의 주요 병증

　고혈압, 심장병, 중풍(주로 뇌경색) 등 혈관계질환, 천식 등 호흡기 질환, 각종 피부질환, 우울증, 과민성대장증후군, 비만, 손발 저림, 가슴 두근거림, 염증과 암(노폐물이 쌓여서 생김) 등이다.

소양인의 주요 병증

비뇨생식기 질환, 당뇨, 고혈압, 요통이나 관절염, 수면 장애, 감정 장애, 역류성 식도염, 안구 건조증, 피부 발진 및 소양증, 탈모, 페니실린 쇼크(곰팡이에서 추출한 항생제로 성질이 따뜻하다), 비만, 정력 부족, 소아는 소변을 늦게 가리는 편이다.

소음인의 주요 병증

소화기 질환(소화 불량, 변비, 설사 등), 수족냉증, 어지럼증, 신경성 두통, 잦은 피로감, 우울감(생각이 많아서 생김), 알레르기 질환(기허성, 氣虛性), 저혈압(기운 부족으로 생김).

	건강지표
태양인	소변을 시원하게 배출하고 구역, 구토가 없다. 땀이 많지 않다.
태음인	땀이 충분히 나고 비만하지 않다.
소양인	변비나 설사가 없고 소변이 잘 배출된다. 잠을 잘 잔다.
소음인	소화가 잘 되고 땀이 적게 난다.

음양적 특징과 건강 지침

○

●

☯

태양인 체질에 좋은 음식과 몸 관리 지침

온(溫)한 기운을 가진 체질이므로 서늘한(凉) 성질의 음식을 즐겨 먹어야 한다.

- 서늘한 성질의 갯벌 음식(낙지, 조개류, 게 등), 등 푸른 생선, 해산물 (멍게, 새우, 해삼 등), 메밀 등이 좋다.
- 간장에 좋은 비타민 C, 감, 포도, 모과, 키위, 포도당 주사, 붕어, 뿌리채소보다는 녹색 잎채소(미나리, 상추, 케일, 양배추 등)가 좋다.
- 담백한 음식과 채식 위주의 식생활이 좋다.
- 간장이 약하므로 술, 육류와 기름진 음식은 안 좋다.
- 맵고 짠 음식이나 더운 성질의 음식, 지방질이 많은 음식은 피한다.
- 화를 내거나 슬퍼하는 감정부터 무리한 육체적 활동까지 지나친 것을 조심해야 한다.
- 하체가 약한 체질이므로 하체를 보강하고 자궁을 튼튼히 해야 한다.

태음인 체질에 좋은 음식과 몸 관리 지침

서늘한 양(凉)의 기운을 가진 체질이므로 따뜻한(溫) 성질의 음식을 즐겨 먹어야 한다.

- 따뜻한 성질의 소고기, 밀, 율무, 흰콩, 양파, 마늘, 해조류(미역, 김, 다시마, 등)가 좋고 채식 위주의 식단은 피한다.
- 고단백, 고칼로리의 음식이 좋다.
- 뿌리채소(도라지, 더덕, 무, 고구마 등)와 견과류(밤, 은행, 땅콩 등)가 좋다.
- 커피, 스쿠알렌, 금, 녹용, 칡, 마, 꿀, 배, 버섯류, 우유, 누에, 우황청심환, 비타민 A, D 등이 좋다.
- 열성 음식인 닭고기나 냉성 음식인 돼지고기는 독(毒)에 가깝다.
- 혈관계 질환에 걸리기 쉬우며 간장과 소화기 관련 질환에도 빠지기 쉽다.
- 폐장으로 발산이 안 되고 간장으로 기운이 많이 모여 열이 쌓이기 쉬우므로 꾸준한 운동으로 땀을 내고 소변과 대변이 잘 소통되게 한다.

소양인 체질에 좋은 음식과 몸 관리 지침

열(熱)이 많은 체질이므로 냉(寒)한 성질의 음식을 즐겨 먹어야 한다.

- 찬 성질의 여름 과일(수박, 참외 등)이나 보리밥, 돼지고기, 녹두, 팥, 검은콩 등의 음식이 좋다.
- 복분자, 구기자, 산수유, 영지, 알로에, 녹차, 죽염, 은, 비타민 E 등이 좋다.
- 자극성 음식이나 닭고기, 인삼, 매운 것 등 열이 많은 음식은 피한다.
- 위장이 튼튼해서 어떤 음식이든지 소화가 잘 되지만 장에 열이 생겨 변비가 생기는 것은 주의해야 한다.
- 비뇨생식기 질환이나 요통, 허리 병, 정력 감퇴 등의 질환에 주의한다.

소음인 체질에 좋은 음식과 몸 관리 지침

냉(冷)한 체질이므로 뜨거운 열(熱)성의 음식을 즐겨 먹어야 한다.

- 뜨거운 성질의 음식인 닭고기, 고추, 귤, 사과, 찹쌀 등이 좋다.
- 계피, 대추, 인삼, 카레, 비타민 B 등이 좋다.
- 돼지고기, 냉면, 여름 과일 등 차가운 성질의 음식이나 날음식은 피한다.
- 적은 양을 자주 먹고 규칙적인 식사를 해야 한다.
- 생각을 깊게 많이 하며, 다양한 재주로 인한 에너지 소비가 많아 식탐이 강해지기 쉬우므로 소화기 질환에 주의해야 하고, 열에너지를 보강하는 음식을 먹어야 한다.

五行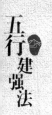建強法

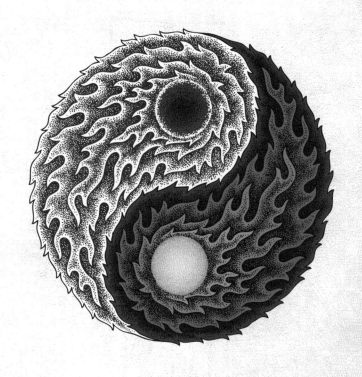

- 부록 -

PART 1

오장육부의
건강을 예측하는 망진법

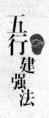

五行健强法

지구상에 수많은 동물 중에서 사람만이 완벽한 직립(直立) 생활을 한다.
그래서 상체인 머리와 가슴은 양(陽)의 속성을 띠고, 하체인 배와 다리는
음(陰)의 속성을 띠게 된다. 인체는 하체 쪽에 있는 음기가 상체 쪽에 있는 양기와
교류를 해야만 건강을 유지할 수 있다. 이러한 인체의 구조를 통해 전체 몸의 상태를
파악하고 허약해진 부위를 찾아내어 병을 예방하는 것이 망진법(望診法)이다.
그중에서 얼굴은 오장육부의 건강 상태를 가장 잘 나타내는데, 인체의 내장과
체표 각 부위의 조직, 기관들은 하나의 유기적인 총체이므로 눈, 코, 입술, 손톱 등을
관찰함으로써 신체 내부에서 발생하는 다양한 질환을 예측할 수 있다.
즉 우리 몸은 장부가 약해지거나 질환이 생기면 몸 밖으로 신호를 내보내는데
이를 알아채고 몸 상태를 진단하여 다가올 질병을 예방하는 것이다.
결론적으로 형상의학은 '생긴 대로 병이 오므로 미병(微病)'을 보고
대병(大病)을 막는 것'이라 할 수 있다. 이때 '미병(微病)'은 '미병(未病)'이라는
단어로도 표현할 수 있는데 '병이 되진 않았지만 되고 있는 상태'를 말한다.
이번 장에서는 질환의 진행을 방지하려는 이 '미병(未病)'에 대한 상태를 객관적으로
진단할 수 있는 근거와 연구법을 제시하고자 노력했으며,
다분히 한의학적인 내용이지만 필자가 제시할 수 있는 범위에서
현대 의학적인 자료도 함께 설명했다.

체형과 신체 각 부위에
질병 정보가 숨어 있다

제일 먼저 사람의 모습에서 체격과 골격의 크고 작음, 살집, 몸무게, 기운이 센지 약한지 등을 보고 음(陰) 체질과 양(陽) 체질을 구분해 본다. 음 체질은 살집이 많고 골격이 가늘게 생긴 형상이고, 양 체질은 살집이 적고 골격이 굵은 형상을 띤다. 여기서는 우선 음과 양 체질을 구분하는 방법을 제시하며, 한의학에서 바라보는 인체의 발달 과정과 건강 상태, 질환을 판별할 수 있는 몇 가지 판단 기준을 살펴보기로 한다.

음양(陰陽)의 구분

사람의 신체를 다음과 같이 음양으로 나누어 볼 수 있다.

陽(양)	남자	상체	머리	등	좌	육부	팔	손등	기
陰(음)	여자	하체	몸통	배	우	육장	다리	손바닥	혈

① 남자는 양(陽)으로 보고 '하늘의 기운을 내려 받는다'고 하여 천수상(天垂象)이라 하고 역삼각형의 형태(▽)를 가진다. 즉 어깨가 벌어지는 형상이다. 폐장이 발달하나 나이를 먹으면 상대적으로 하체가 넓어지며 폐장이 약해지게 된다. 이목구비 중에 튀어나온 형태인 코와 귀가 잘 발달되어야 한다.

반면에 여자는 음(陰)으로 보고 '지혈(地血)을 받는다'고 하여 지적상(地積象)이라 하고 삼각형의 형태(△)를 가진다. 상체에 비해 엉덩이가 큰 형상이다. 그래서 어혈이 잘 생기고, 어혈성인 편두통이 여자에게 많다. 이목구비 중에는 높이가 낮은 눈과 입이 잘 발달되어야 하는데 눈은 촉촉하고 입은 도톰해야 좋다.

양과 음이 함께 있어야 하듯이 남자와 여자는 함께 살아야 서로 교류하며 건강한 삶이 유지된다. 가정에서도 아들이나 딸만 있는 것보다 둘이 함께 있는 것이 좋다.

② 배꼽을 중심으로 배꼽 위를 양이라 하고, 아래를 음이라 하는데 상

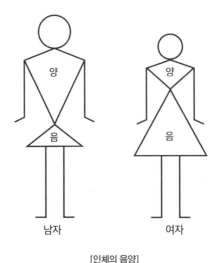

[인체의 음양]

체가 발달한 사람은 폐장과 비장 등의 장부가 발달하고, 성격이 양(陽)적이며 활동적이다. 반면 하체가 발달한 사람은 간장과 신장 등의 장부가 발달하고 성격이 음(陰)적이며 비활동적이다.

③ 머리는 양이고 몸통은 음으로 볼 때, 몸통에 비해 얼굴이 크면 양적인 성향을 갖는다. 동물도 머리가 큰 사자나 호랑이 등은 양적인 동물이고, 몸통이 발달한 쥐, 돼지, 오리 등은 음적인 동물로 볼 수 있다. 얼굴은 전체가 양이기 때문에 옷을 안 입어도 기온의 변화를 이길 수 있다.

④ 인체의 전면(前面)은 음이고 후면(後面)은 양이다. 위험한 상황이 생기면 몸을 굽혀 양으로 음을 보호한다. 사람이 나이를 먹으면 음이 먼저 약해지므로 등이 굽어지기 시작한다.

⑤ 몸을 세로로 나눠서 좌우(左右)로도 음양을 구분하는데, '남좌여우(男左女右)'라 하여 남자는 왼쪽에 서고 여자는 오른쪽에 선다. 왼쪽이 양이기에 항상 좌측이 먼저 움직이고 걸을 때도 왼발을 먼저 내디딘다.

⑥ 육장은 인체의 안쪽에 위치하여 음이고 육부는 바깥쪽에 위치하여 양으로서 육장을 보호한다.

⑦ 팔은 인체의 상부(上部)에 있어서 양이고, 다리는 하부(下部)에 있어서 음이다.

⑧ 손등은 바깥에서 양의 기운으로 안쪽의 음인 손바닥을 보호한다.

⑨ 음양기혈 – 우리 몸에서 양(陽)은 기(氣)로 전화되어 심장과 폐장에 존재하며 호흡을 담당하고, 음(陰)은 혈(血)로 전화되어 간장, 비장, 신장에 존재하며 소화를 담당한다.

장부와 태아의 발달 과정

『동의보감』 내경편에 '아버지의 정기(精氣)는 혼(魂)이 되고 어머니의 정기는 백(魄)이 된다'고 했다. 잉태(孕胎)된 후 태아는 달마다 각 장부의 성장이 다르다고 보는데 이를 참고로 임신 당시 산모의 이력에서 소아의 건강을 알 수 있다.

임신부는 정신적으로나 신체적으로 편안한 상태를 유지해야 하는 것이 당연하지만 임신부의 태교(胎敎)의 상태, 즉 먹는 것, 말, 행동, 마음가짐, 스트레스 여부, 주위 환경 등이 10개월 동안 시기마다 태아의 각 장부에 영향을 미친다. 예를 들면, 산모가 임신 4개월에 스트레스를 받았거나 주위 환경이 안 좋았다면 심장과 소장의 기능이 약한 아이가 태어날 수 있다. 조산으로 인해 태어난 아기도 장부가 약할 수 있는데 7개월 만에 태어난 아기는 폐장, 대장, 신장, 방광이, 9개월 만에 태어난 아기는 신장과 방광이 약하게 태어나므로 이를 알고 성장 과정에서 각 장부의 기능을 보충해 주어야 한다. 『동의보감』 내경편에 기록된 임신 개월 수에 따른 장기의 성장 단계는 다음과 같다.

개월 수	성장
1~2개월	木(간장, 담낭)의 기운이 완성된다.
3~4개월	火(심장, 소장)의 기운이 완성된다.
5~6개월	土(비장, 위장)의 기운이 완성된다.
7~8개월	金(폐장, 대장)의 기운이 완성된다.
9~10개월	水(신장, 방광)의 기운이 완성된다.

[임신 개월 수에 따른 장기의 성장 단계]

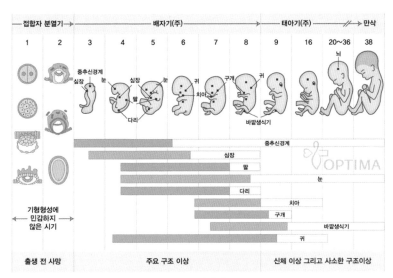

[주별로 보는 태아의 성장 과정]

인체의 성장과 노화

『동의보감』 신형편(身形篇)에서 인기성쇠(人氣盛衰, 사람의 원기의 왕성과 쇠약)를 10년 단위로 구분한 내용을 소개한다.

10세 | 혈기(血氣)가 통하기 시작하여 오장(五臟)이 완성되고 진기(眞氣)가 아래로 내려가서 달리기를 좋아한다.

20세 | 혈기가 왕성(旺盛)해져서 기육(期肉)이 장대(長大)하여 걸음이 빠르다.

30세 | 오장이 안정되고 기육이 견고해지며 혈맥(血脈)이 성해져서 걷기를 좋아한다.

40세 | 오장육부와 십이경맥(十二經脈)이 평정(平定)하여 기혈이 요동

하지 않고 정지되면서 피부의 노화가 시작되고 얼굴의 화색이 없어지며 머리가 희기 시작하고 앉아 있는 것을 좋아한다.

50세 | 간기(肝氣)가 쇠(衰)하기 시작하여 담즙이 감소되며(고기를 소화하기 힘들다) 시력이 떨어진다.

60세 | 심기(心氣)가 쇠하기 시작하여 근심 걱정과 슬픔이 많아지며 말이 많아지고 혈기가 약해져 눕기를 좋아한다.

70세 | 비기(脾氣)가 허(虛)하여 피부가 마르고 거칠며 가렵다.

80세 | 폐기(肺氣)가 쇠하여 백(魄)이 떠나니 헛소리를 잘한다.

90세 | 신기(腎氣)가 쇠하여 기운이 마르고 경맥도 몹시 허약해진다.

100세 | 오장이 전부 허약해져서 정신이 혼미해지며 뼈만 남아서 죽는다.

인체의 성장과 호르몬 변화

『동의보감』 내경편에서 여자는 7살마다 7번의 변화가 있고, 남자는 8살마다 8번의 변화가 있으므로 호르몬의 변화 주기가 생기면서 커다란 성장의 변화가 온다고 소개하고 있다.

여자

7세 | 신기(腎氣)가 성(盛)하여 머리털이 자라고 이빨을 간다. 남녀칠세부동석(男女七歲不同席)의 어원이다. 아이들이 자라는 동안 7살까지는 면역이 약하기에 체온 조절이 잘 되지 않아 감기나 질환에 걸리면 금방 고열로 변한다.

14세 | 월경을 시작하여 자식을 가질 수 있다. 사춘기와 갱년기에는 똑

같이 각각 호르몬의 무질서와 부족으로 열의 변화가 심하다.

21세 | 신기(腎氣)가 평균(平均)하여 진아(眞牙, 사랑니)가 나고 성장이 극(極)에 이르러 호르몬이 완성된다. 21~35세에는 신기와 호르몬 이 왕성하여 특별히 아픈 곳이 없다.

28세 | 근골(筋骨)이 굳고, 머리털의 성장이 극에 이르고 신체가 성숙해 진다.

35세 | 얼굴이 파리해지기 시작하고 머리털이 빠지는 등 호르몬이 감 소된다. 따라서 여자는 35세가 지나면 늙기 시작한다고 볼 수 있다.

42세 | 머리부터 쇠퇴하기 시작하여 얼굴이 초췌해지고 머리가 희어지 기 시작한다.

49세 | 폐경이 되고 형(形)이 무너지며 자식을 가질 수 없다.

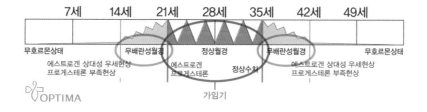

남자

8세 | 신기(腎氣)가 실(實)하여 머리털이 자라고 이빨을 간다.

16세 | 신기가 성(盛)하고 정기(精氣)가 넘쳐서 능히 자식을 가질 수 있다.

24세 | 신기가 평균(平均)하고 근골(筋骨)이 강해지므로 진아(眞牙, 사랑 니)가 나서 성장이 극(極)에 이른다.

32세 | 근육과 뼈의 기세가 성하고 기육(肌肉)이 만장(滿壯)한다.

40세 | 신기(腎氣)가 쇠(衰)하여 머리털이 빠지고 이(치아)가 마른다. 그

래서 남자는 40세가 지나면 늙기 시작한다고 볼 수 있다.

48세ㅣ 양기(陽氣)가 상부(上部)에서 쇠하여 얼굴이 파리하고 흰머리가
나기 시작한다.

56세ㅣ 간기(肝氣)가 쇠하여 근골이 약해지고 정(精)과 신(腎)이 쇠하여
형체가 다 극(極)에 이른다. 간기가 쇠하면 탈모도 담낭경락[56](머리
옆쪽)부터 시작되며 조그만 일에도 자꾸 성질을 낸다.

64세ㅣ 치아와 머리카락이 빠진다.

주단계(朱丹溪)의 체형을 보는 방법

원대의 뛰어난 의학자이자 '금원사대가' 중의 한 명인 주단계[57]는
체형에 따른 치료 방법을 제시했다. '사람마다 모양과 색이 달라 오장
육부가 다르기 때문에 나타나는 증상이 비록 같더라도 치료법은 다
르게 적용해야 한다'고 하여 체형을 보는 방법을 제시했는데 그중에
몇 가지를 소개한다.

❶긴 쪽이 짧은 쪽만 못하다. 이러한 예는 여자는 목이 길면 불임이
많고, 손가락 길이가 짧으면 부지런한 것으로 알 수 있다.

---

56 12경맥의 하나. 오행(五行)상으로 목(木)에 속하며, 간경과 표리관계에 있다. 표·양에 속하고, 순행로선은 체
내에서 담에 속하고 간으로 연락된다. 체표에서는 외안각 동자료에서 기시하여 위쪽으로 액각부(額角部)에 이
르러 하행하여 귀 뒤에 이른 다음 결분부위에 진입하고 측흉복부로 또한 하지외측을 거쳐 발의 제4지단에 이
른다. 본경(本經)은 모두 44혈로 되어 있다(두산백과).

57 원대의 이름 난 의학자이며 금원사대가 중 한 사람이다. 주진형이란 이름보다는 주단계라는 이름으로 더욱
유명하다. 어릴 적부터 사서 오경과 정주리학을 배우다 30세 후에야 비로소 의학을 배우기 시작했다. 학술에
있어서 유완소, 이고 등의 영향을 크게 받았으며, 또 유완소의 학설에 대하여 한 걸음 더 발전시키고 '陽은 늘
남아돌고 陰은 노상 모자란다'는 이론을 내세웠으며 상화라는 개념을 도입했다(한국콘텐츠진흥원).

- 키의 대소(大小)에서 큰 쪽이 작은 편만 못하다.
- 비만의 문제에서 살찐 쪽이 여윈 편만 못하다.
- 한열(寒熱)과 오장육부 관계에서 흰 편이 검은 편만 못하다.
- 피부의 후박(厚朴, aging)에서 얇은 쪽이 두터운 쪽만 못하다.
- 연(軟; 연하다, 가볍다)한 쪽이 창(脹; 붓다, 부풀다)만 못하다.

여윈 사람에게는 화(火)가 많으며, 뚱뚱한 사람은 습(濕)이 많고, 피부가 검은 사람은 기(氣)가 실하고, 하얀 사람은 기(氣)가 허하다. 사람은 나름대로 형색이 다르며, 장부도 똑같지 않고, 외형은 비록 같다 해도 치료법은 사람에 따라서 다르다고 했다.

오체(五體-피부, 기육, 근, 혈맥, 골)로 장부를 본다

'오주(五主)'라고도 하며 우리 몸에 병이 나게 하는 최초의 나쁜 기운은 피부와 털을 통해 몸 안으로 들어가는데, 외사(外邪)의 침입을 막지 못하면 피부 → 살 → 근육 → 맥 → 뼈로 병이 진행되며 안으로 들어갈수록 병이 위중해진다.

① 피부와 털로 폐장, 대장의 기능을 본다.

피부는 현대 의학에서 표피층이며 여성의 생리 주기와 같은 28일 주기로 재생된다. 70% 정도가 수분으로 이루어져 있는 인체를 보호하고 땀샘과 모공을 통해 노폐물 등을 배출한다. 따라서 피부조직의 치밀함이나 윤택함을 보고 폐장, 대장의 상태를 알 수 있다.

폐장의 기능이 약해진 노인의 피부를 만져보면 피부의 오목이 없어져 평평한 것을 느낄 수 있다. 또한 솜털의 건강함으로 폐장의 기능을 알 수 있다. 표피층은 다시 각질층, 과립층, 유극층, 기저층으로 세분화되는데, 각각 폐장, 비장, 간장, 신장이 주관한다고 본다.

각질층 | 수분의 체외 유출 방지 및 유해물질이 몸속으로 침입하는 것을 막는 방어벽 역할을 한다. 노화되거나 아토피 등 피부질환을 앓아 면역이 약해지면 층이 넓어진다. **- 폐장이 주관**

과립층 | 실제적인 각질화 과정이 이루어지는 층으로 죽은 세포와 살아 있는 세포가 공존한다. **- 비장이 주관**

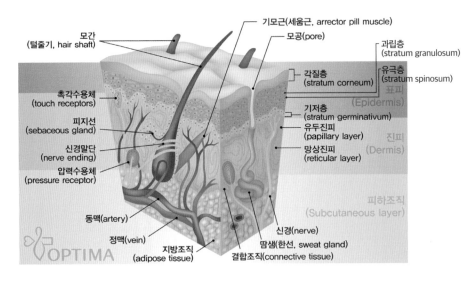

[피부 구조]

병을 이기는 건강법은 따로 있다

유극층 | 표피의 가장 두꺼운 층으로 여러 층으로 구성되어 있다. 면역이 약한 사람이나 노인, 아토피 환자는 유극층이 좁다. 면역반응을 담당하는 랑게르한스세포가 존재한다. **- 간장이 주관**

기저층 | 표피의 가장 아래층으로 각질 형성 세포와 멜라닌 형성 세포가 존재한다. **- 신장이 주관**

② 기육(肌肉)으로 비장, 위장의 기능을 본다.

기육은 현대 의학에서 진피층과 피하조직에 해당하므로 기육이 좋은 사람은 상처 재생이 잘 된다. 기육의 충실함과 살이 빠지는 것을 보고 비위의 기능을 파악하는데, 치료에 있어서 살찐 사람은 습기가 많아 따뜻하게 순환시켜야 하고, 여윈 사람은 화기(火氣)가 많아서 음(陰)을 대주어야 한다.

③ 근육으로 간장, 담낭의 기능을 보는데 근육과 더불어 인대, 건까지 포함한다. 간장이 약하면 근이 약해 잘 넘어지거나 잘 삐기도 하고 몸에 담이 자주 든다.

④ 혈관과 혈액순환을 통해 심장과 소장의 기능을 본다.

⑤ 골격의 발달한 정도와 뼈대의 튼튼함으로 신장, 방광의 기능을 본다.

피부색

피부색은 멜라닌 색소에 의해 결정되는데, 피부가 검은 사람은 멜라닌 색소가 많이 생성되는 사람이고, 멜라닌 색소가 많이 생성되는 것은 유전적 차이가 아니라 후천적으로 습득된 형질이 유전되기 때문이다. 즉 오랜 세월을 두고 환경에 잘 적응한 사람들이 남긴 결과다. 멜라닌 색소는 표피의 기저층에 있는 멜라닌형성세포(melanocyte)에서 만들어지고 유극층에서 조절하는데, 표피의 기저층은 신장의 지배를 받고 유극층은 간장의 지배를 받으므로 신장과 간장이 약해지면 멜라닌 색소가 많이 형성되어 피부가 검게 된다.

이 과정을 살펴보면, 피부에서 햇볕의 자극에 의해 생성되거나 음식물에서 섭취된 비타민 D(콜레칼시페롤)는 간장에서 25-OH 비타민 D가 되고 이어서 신장에서 활성형인 1, 25-OH 비타민 D가 된다. 이 과정에서 신장이 약하면 활성형으로 바뀌는 데 어려움이 생기기 때문에 가능한 많은 비타민 D를 흡수하기 위해 피부색을 검게 만드는 것이다. 검은색은 햇빛을 흡수하기 때문이다. 즉 간장과 신장이 약하면 비타민 D가 활성이 안 돼서 몸에서는 비타민 D가 많이 부족해지므로 우리 몸이 적극적으로 피부를 검게 하는 것이다.

따라서 피부가 검은 사람들은 신장과 간장의 기능이 약하고 음혈(陰血)이 부족하다. 반면에 피부가 흰 사람들은 폐장과 비장의 기능이 약하고 양기(陽氣)가 부족한 것이다.

8허(虛)

오장에 있던 질병의 요인이 경맥을 따라 옮겨가서 팔꿈치[肘], 겨드랑이[腋], 장딴지[腓], 오금[膕] 등 8개 관절에 들어가 머무는 것을 일컫는다. 이 8허는 모두 오장과 관련이 있으며 오장의 상태를 살필

수 있다. 여기에서 허(虛)는 8개의 빈 공간이라는 뜻으로 쓰인 것이며
『황제내경』 영추경(靈樞經)의 사객편(邪客篇)을 토대로 설명한다.

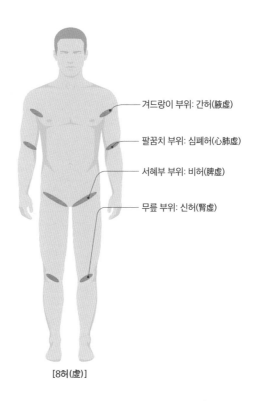

겨드랑이 부위: 간허(腋虛)

팔꿈치 부위: 심폐허(心肺虛)

서혜부 부위: 비허(脾虛)

무릎 부위: 신허(腎虛)

[8허(虛)]

간허(肝虛) | 간장이 허해지면 겨드랑이에 땀이 많이 나서 액취증이 생
기거나 습진 등이 생기며 피부색이 변하거나 진균에 의한 감염, 종
기 등의 세균 감염이 생기기도 한다.

심폐허(心肺虛) | 심장과 폐장이 허해지면 팔꿈치 안팎으로 아토피, 건
선이 나타나고 통증이 생기거나 상지(上肢, 위 팔뚝)가 아프다.

비허(脾虛) | 비장이 허해지면 서혜부(아랫배에 접한 넓적다리 주변) 임파

선이 아프고, 넓적다리의 살이 빠지거나 통증이 온다.

신허(腎虛) | 신장이 허해지면 무릎이 아프거나 오금이 저리고 장딴지
가 아프다. 이 부위가 붓기도 한다.

관절(關節)의 통증 부위를 보고 오장의 질병을 알 수 있다

우리 몸은 잘 설계된 206개의 뼈와 약 187개의 관절로 이루어져
있는데, 12경락이 지나는 부위에 따른 관절의 상태를 보고 그 경락에
해당하는 장부 질환의 정도를 추측할 수 있다. 반대로 관절을 치료할
때는 부위에 따라 해당 장부의 기운을 정상화시켜야 한다.

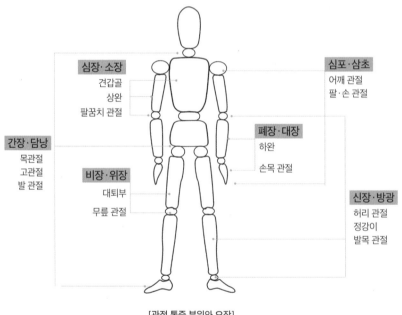

[관절 통증 부위와 오장]

간장, 담낭경락 | 목 관절, 고관절, 발의 모든 관절을 주관한다. 목 관절의 통증과 고관절의 통증, 고관절 염증으로 인한 보행장애, 발의 통증과 부종이 나타난다.

심장, 소장경락 | 견갑골, 상완(위 팔뚝)과 팔꿈치 관절을 주관한다. 견갑골과 위쪽 팔이 주로 아프고, 팔꿈치 관절이 아프고 붓거나 움직이는 데 불편하다.

심포, 삼초경락 | 어깨 관절과 손의 모든 경락을 주관한다. 어깨가 아프거나 어깨 관절이 붓고, 팔을 움직이기 힘들고, 팔이 잘 빠지고, 손 관절의 통증과 부종 등이 나타나는데 삼초는 전신의 순환과 관련되므로 다른 관절염에 비하여 회복 시간이 오래 걸린다.

비장, 위장경락 | 대퇴부, 무릎 관절을 주관한다. 무릎 관절이 아프거나 붓고 물이 고이는 증상이 나타난다. 특히 비장과 위장은 습(濕)에 약하므로 날씨가 궂고 비가 오려는 날에는 무릎의 통증이 더 심해진다.

폐장, 대장경락 | 하완(아래 팔뚝)과 손목 관절을 주관한다. 아래 팔뚝이 아프고 손목 관절이 아프거나 붓는다.

신장, 방광경락 | 허리 관절, 정강이, 복숭아뼈 부위의 발목 관절을 주관한다. 허리와 정강이가 자주 아프고 발목 관절에 자꾸 이상이 생긴다. 따라서 불임수술이나 자궁절제술을 받은 사람은 발목이 고질적으로 아프다.

좌혈우기(左血右氣)

인체의 내부 장기는 좌우대칭이 아니라서 좌우 반신(半身)은 구조와 기능의 차이가 있다. 『동의보감』 풍문(風門)에 따르면 '왼쪽 반신의 마비는 혈허(血虛)로 인하여 발생하며, 사물탕(四物湯)[58]을 위주로 치료하고, 오른쪽 반신의 마비는 기허(氣虛)로 인하여 발생하며, 사군자탕(四君子湯)[59]에 이진탕(二陳湯)[60]을 합하여 치료한다'고 되어 있다. 이 것은 오장에서 좌간우폐(左肝右肺)라 하여 인체의 왼쪽에서 나타나는 병은 간장의 이상이며 혈병(陰血)으로 보고, 우측에 나타나는 병은 폐 장의 이상이며 기병(陽氣)으로 보는 것이다.

장기 중에서 폐장은 오른쪽 폐장이 왼쪽 폐장보다 더 크고 무거운 반면 심장은 왼쪽으로 치우쳐 있는데 이 또한 좌혈우기(左血右氣)로 표현할 수 있다. 임상에서 볼 때 몸의 왼쪽으로 질환이나 병적 증세 (두통, 관절통, 저림, 근육통, 마비감, 근육 떨림, 무좀, 피부질환, 안검하수 등)가 나타난다면 혈(血)질환으로 보고 간장 영양제와 빈혈약을 복용하면 효과가 있다. 특히, 여성은 생리불순도 동반되고 어혈(瘀血) 증상이 언 제나 좌복부(左腹部)로 나타난다. 같은 원리에 따라 빈혈이 있으면 왼 쪽으로 통증이나 저림 등의 병적인 증세가 나타난다. 우측으로 질환

---

58 숙지황(熟地黄)·백작약(白芍藥)·천궁(川芎)·당귀(當歸) 각 5g(『동의보감(東醫寶鑑)』). 혈허증(血虛證)과 혈병 (血病)에 두루 쓴다. 월경 장애, 불임증, 갱년기 장애, 자율 신경 부조화증, 해산하기 전과 해산한 뒤에 생긴 병 등에 쓸 수 있다(한의학대사전).

59 인삼(人參)·백출(白朮)·백복령(白茯苓)·자감초(炙甘草) 각 5g(『동의보감(東醫寶鑑)』). 진기가 부족하여 얼굴 빛이 희고 온몸이 노곤하며 식욕이 부진하고 소화가 잘 안 되며 자주 설사하는 데 쓴다. 위무력증, 위하수, 만 성 위염, 본태성 저혈압병 등에 쓸 수 있다(한의학대사전).

60 반하(半夏 : 법제한 것) 8g, 진피(陳皮)·적복령(赤茯苓) 각 4g, 자감초(炙甘草) 2g, 생강(生薑) 3쪽(『동의보감(東醫 寶鑑)』). 담음(痰飲)으로 가슴과 명치 밑이 그득하고 불러 오르며 기침을 하고 가래가 많으며 메스껍고 때로 토 하며 어지럽고 가슴이 두근거리는 데 쓴다. 급·만성 위염, 위하수, 급·만성 기관지염, 자율 신경 실조증, 임신 오조(妊娠惡阻) 등에 쓸 수 있다(한의학대사전).

이나 병적인 증세가 나타나면 기(氣) 부족과 폐장의 허약으로 보고 치료에 접근할 수 있다.

사상체질에서는 간장의 기능이 약한 태양인이 왼쪽 손발이 오른쪽에 비해 약하고 덜 발달되어 있고, 실제 크기도 작다.

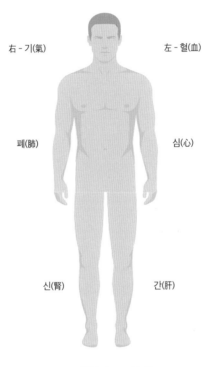

[좌혈우기(左血右氣)]

얼굴형(오행형, 五行型)에 따라 찾아오는 질병이 따로 있다

얼굴형은 『황제내경』 영추 음양25인(陰陽二十五人)에서 형상 체질론으로 언급한 바가 있는데, 오행형은 오행인 목(木), 화(火), 토(土), 금(金), 수(水)의 다섯 가지로 사람의 얼굴 형상을 분류하여 그 사람의 건강, 성격, 적성 등을 파악할 수 있다. 이는 원래 얼굴의 윤곽, 몸의 형태와 살이 찐 정도, 골격의 형태, 음성, 자세와 동작 등을 종합하여 판단하지만 여기서는 대략 오행형을 가늠할 수 있는 얼굴형과 체형의 일부만을 제시한다.

물론 이 다섯 가지 얼굴형이 딱 맞게 떨어지는 특성도 있지만 혼합된 경우가 더 많이 존재한다. 가령 목(木)형인데 화기(火氣)가 있으면 목화(木火)형, 거기에 토기(土氣)가 더 있으면 목화토(木火土)형인 것이다. 그러나 혼합된 경우라도 가장 많이 타고난 형태를 보고 그것을 기준으로 어느 형인지 분류할 수 있다. 혼합형보다는 오행형 중 하나의 기운을 뚜렷하게 타고날수록 좋은 것인데, 이것은 오행 중 하나의 기운이 지닌 좋은 점만을 부여받게 되기 때문이다.

다른 형의 얼굴이 혼합되었더라도 상생하는 기운끼리 혼합되면 좋지만, 상극하는 기운끼리 혼합된 형은 좋지 않다. 예를 들면, 토(土) 형의 얼굴형이 화(火)형이나 금(金)형을 겸한 것은 토화(土火)형이나 토금(土金)형으로 상생하여 좋으나, 목(木)형, 수(水)형의 얼굴형을 겸한 것은 토목(土木)형이나 토수(土水)형으로 상극하여 좋지 않다. 또한 남녀관계에 있어서는 상생관계에 있는 커플은 궁합이 좋고, 상극하는 관계에 있는 커플은 궁합이 좋지 않다. 예를 들어, 연예인 중에 차인표 씨는 금(金)형이고, 신애라 씨는 수(水)형인데 금생수(金生水)에 따라 부부애가 좋은 것이다.

얼굴형에 따라 강한 장부가 있지만 해당하는 얼굴형에서 약한 장부는 앞에서 공부한 병리적 관계에 있는 장부가 약하다. 즉 상승, 상모 관계에 있는 장부가 약한 장부가 되는 것이다. 그러면 음양오행표

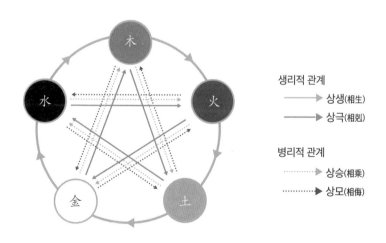

[오행의 상생, 상극, 상승, 상모 관계]

에서 볼 때 약한 장부에 해당하는 신체의 기관은 평소에 다른 부위에 비해 상대적으로 약한 모습으로 나타난다. 하지만 결국 건강이 나빠지는 것은 자신의 체질에 해당하는 태생적으로 강한 장부에 해당하는 힘을 너무 많이 썼을 때이다. 따라서 얼굴형에 따른 항목에서 **건강이 나빠지면 나타나는 증세**는 태생적으로 강한 장부가 약해졌을 때 오는 증상들이고, **평소 빈발할 수 있는 질환**은 태생적으로 약한 장부에서 나타나는 질환들임을 참고해서 보기 바란다.

목형(木形)

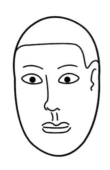

강한 장부	간장, 담낭
약한 장부	비장, 위장, 폐장, 대장

목형의 약한 장부는 목극토(木剋土)의 병리적 현상에 따른 목승토(木乘土), 목모금(木侮金)의 관계에 해당하는 장부이다.

얼굴 형태

● 직사각형 형태로 얼굴이 긴 편이며 세로로 길수록 목기(木氣)가 강하다.

● 얼굴의 각이 뚜렷하지 않고 갸름하다.

- 앞에서 보면 길고 좁아 보이지만 옆면은 다른 형보다 넓다.
- 간장에 귀속되는 눈썹과 눈이 수려하고 이목구비가 좋다.
- 얼굴색은 청백(靑白)으로 파리하다.

체형

- 쭉쭉 뻗어나는 목(木)의 성질을 가지므로 나무처럼 키가 크고 몸체는 말라서 가늘고 길다. 간혹 살집이 있고 튼실한 체격이 있으나 이 경우는 키가 크고 당당한 체격을 갖고 있다.
- 손가락이 가늘면서 길고 팔다리도 길게 쭉쭉 뻗어 형상이 당당하고 늠름하다.
- 어깨는 아래로 처지나 등과 몸매는 곧고 훤칠하다.
- 얼굴과 체격이 길더라도 전체적으로는 둥근 편이다.
- 키가 작더라도 키에 비해 발이 길고 조화로워 멋있는 체격이다.
- 발달된 간장을 보호하기 위해 허리도 길고 갈비뼈가 긴 편인데 특히 오른쪽 갈비뼈가 길다.
- 가슴을 내밀고 먼 곳을 바라보며 걷는다.
- 발달 부위 : 간장, 담낭, 목, 편도선, 근육, 눈, 손발톱, 고관절

특성

- 목(木)은 자연에서 봄, 새벽, 유년기와 같은 기운을 뜻한다. 그래서 희망적이고 재기 발랄하다.
- 단점은 통솔력이 부족하며 경망한 면이 있고 산만하기 쉽다.
- 아이들의 경우 창의적이고 도전적이다.

- 심성은 인자하며 부드럽고 따뜻하다.
- 정직하고 곧으며 감추는 것 없이 솔직한 성격으로 바른말 하기를 좋아한다.
- 계획을 잘하며 그다지 외향적이지 않고 온순한 편이다.
- 정이 많아서 누군가에게 도움을 주려 하고 자신이 가진 것을 나누어 주려 한다.
- 모든 면에 교양이 있고 지(知)적이다.
- 교육적이며 행정적, 문학적이어서 교육가, 학자, 비서직이 좋다.

건강이 나빠지면 나타나는 증세

- 간장과 담낭이 약해지면 병이 온다.
- 살이 깡말라 힘줄이나 뼈가 도드라져 보인다.
- 쉽게 화를 내고 심술을 부리며 변덕이 심하고 쉽게 결단한다.
- 비꼬아 말하고 상대방을 무시하며 가슴 아픈 말을 한다. 말 중에 반은 욕이다.
- 폭력적으로 변해 물건을 부수고 가까운 사람을 때린다(데이트 폭력, 가정 폭력 등).
- 목형의 얼굴형이 신맛을 많이 먹게 되면 강하게 타고난 간장, 담낭이 약해진 것이므로 간장질환을 의심해야 한다.

평소 빈발할 수 있는 질환

간장과 담낭의 기운이 넘치면 그 기운이 비장과 위장을 상하게 하여 각 장부의 질환이나 위염, 위궤양, 이비인후과질환, 피부질환, 변의 이상 등 관련 질환들이 빈발한다.

유명인

버락 오바마, 마크 저커버그, 오세훈, 이봉걸 등

화형(火形)

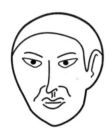

강한 장부	심장, 소장
약한 장부	폐장, 대장, 신장, 방광

화형의 약한 장부는 화극금(火剋金)의 병리 현상에 따른 화승금(火乘金), 화모수(火侮水)에 해당하는 장부이다.

얼굴 형태

◉이마가 넓고 턱으로 내려갈수록 좁아지는, 마치 삼각형을 거꾸로 세워 놓은 것 같은 모양으로 약간 길다. V라인형이다.

◉모발은 적으며 눈빛이 날카롭고 코는 뾰족하다.

◉귀는 강하게 서 있고 높이 붙어 있다.

◉뼈나 힘줄이 밖으로 드러나 보이지만 기색은 선명하다.

◉얼굴색은 불그스레하면서 얇고 투명하다.

체형

● 위로 타오르는 불꽃처럼 살집이 별로 없고 날렵하게 생겼다. 목형과 화형은 살이 찐 편이 아니나 목형에 비해 화형의 등은 살집이 풍만하고 넓다.

● 상체에 비해 골반이 작아서 역삼각형이다.

● 옆에서 보면 앞뒤가 불룩하여 가슴둘레가 크다.

● 어깨가 일자이다.

● 손가락 끝은 뾰족하고 손 전체는 두툼하다.

● 발달 부위 : 심장, 소장, 얼굴, 혀, 땀, 혈관, 상완

특성

● 화(火)는 자연에서 여름, 아침, 청년기와 같은 기운을 뜻한다. 그래서 양기(陽氣) 중의 양인 화(火)는 용감하며 저돌적인 기질이 있고, 탐구심과 모험심이 강하고 용감하며 희생적이다.

● 단점은 지나치게 감정적이고 일에서 즉흥적이며 경솔하다.

● 오행형 중 가장 영혼이 맑고(신과, 神科) 깨끗하며 순수하다.

● 속과 겉이 똑같아 표정으로 속을 읽을 수 있다.

● 붙임성이 좋으나 대우받기를 좋아한다.

● 성격은 불의 성질을 가지고 있어서 밝고 화려하고 정열적이어서 무엇이든지 열심히 하려고 한다.

● 미인이 많고 꾸미기를 잘한다.

● 신비롭고 환상적인 것을 좋아한다. 가령 공상과학 영화를 즐겨보고 연애도 언젠가 왕자님이 내 앞에 나타날 것을 꿈꾼다.

- 일에 있어서 결단이 빠르고, 세세한 부분에 집착하기보다는 큰 덩어리 안에서 결과를 판단한다.
- 싫고 좋은 것이 분명하고 솔직하나 가볍고 기분파다.
- 성격이 급한 편이나 예절이 바르고 분명하게 행동한다.
- 머리가 좋고 총명하며 순발력이 강하다.
- 스포츠 선수, 예술가가 많다.

건강이 나빠지면 나타나는 증세

- 심장과 소장이 약해지면 병이 온다.
- 성격이 예민해져서 사소한 일로 마음을 끓이므로 정신신경과적 문제가 많이 생긴다. 신경이 예민해져서 가슴이 두근거리거나 잘 놀라고 무서워하며 늘 불안해하고 심하면 신경성질환, 정신과질환, 불면증이 오기 쉽다.
- 신경질적이고 화를 잘 내며 버릇이 없고 교만해진다.
- 돌격적이며 사생결단 낸다.
- 지나치게 웃는다. 웃을 상황이 아닌데도 히죽히죽 웃는다.
- 사치와 낭비가 생기며 남들에게 잘 보이려 한다(지나친 화장, 노출이 심한 옷 등).
- 배가 나온다.
- 손목이 아프거나 약해진다.
- 하체가 약해 지구력이 부족하며 허리, 다리가 잘 아프다.
- 여자는 하체가 차가워져 생리통이 생긴다.
- 마음을 안정시키기 위해 평소에 선도(仙道), 단전호흡. 명상 등을

하는 것이 좋다.

평소 빈발할 수 있는 질환

심장과 소장의 기운이 넘치면 몸 안에 열이 생겨서 폐장과 대장, 신장과 방광을 상하게 하여 각 장부의 질환이나 귀의 이상, 빈뇨, 어지럼증, 허리통, 발목 통증 등 관련 질환들이 빈발한다.

유명인

정보석, 김국진, 배우 김수현, 가수 수지 등

토형(土形)

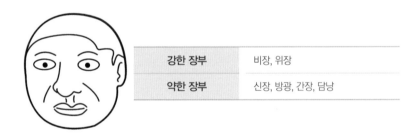

강한 장부	비장, 위장
약한 장부	신장, 방광, 간장, 담낭

토형의 약한 장부는 토극수(土剋水)의 병리적 현상에 따른 토승수(土乘水), 토모목(土侮木)의 관계에 해당하는 장부이다.

얼굴 형태

●흙의 기운이 얼굴에 나타나 얼굴이 크고 둥글둥글하며 부드럽고 신실해 보인다.

● 앞모습, 옆모습, 위에서 보는 모습이 모두 동그랗다.

● 코가 풍요롭게 발달하고 입이 크고 입술은 두터우며 턱도 풍요로워 전체적으로 원만해 보인다.

● 얼굴색은 황색으로 피부가 환하지 않고 약간 탁하다.

● 아주 드물게 뼈가 드러나고 살집이 얇은 경우가 있다.

체형

● 목이 짧고 흙의 중후한 기질을 닮아서 몸집이 중후하며 견고해 보이고 장대해 보인다.

● 기육의 발달로 손발의 살결이 튼실하고 부드럽다.

● 전체적으로 통통하고 동글동글해 보인다. 그래서 다이어트를 해도 잘 표시가 나지 않는다.

● 손가락부터 손목 부위까지 전체적으로 짧으나 손과 발이 두터워 복스러운 느낌을 준다.

● 다른 형에 비해 음성이 굵고 깊다.

● 위장이 크기 때문에 명치부터 배꼽까지가 다른 사람보다 길다.

● 배가 풍만하고 허리 라인이 없거나 양옆으로 불룩 튀어나와 있다.

● 발달 부위 : 비장, 위장, 입, 입술, 배, 유방, 살, 허벅지, 무릎

특성

● 토(土)는 자연에서 장하(장마), 한낮, 장년기와 같은 기운을 뜻한다. 한여름의 열기를 식히는 장마나 양과 음의 기운을 중화하는 기운을 타고났기에 체형과 성격 또한 중용(中庸)의 의미를 갖는

다. 그래서 성격이 원만하고 낙천적이며 친밀감 있고, 사교적이며 포용적이다.

● 단점은 느리고 게으르기 쉽다. 환경에 적응이 늦다.

● 크게 상심하거나 고민하지 않으며, 명랑하고 어떤 일이든 긍정적으로 받아들인다.

● 대지의 어머니와 같은 존재로서 후덕하고 남을 감싸는 품성이 있으며 확실하고 위엄이 있다.

● 성격이 온화하여 타인에게 친절하고, 상대방의 의견을 존중해주며 잘 따른다.

● 변화를 싫어하여 일편단심이고 안정되어 있다.

● 거짓말이나 헛된 짓을 하지 않아 정확하고 신용이 철저하다. 한 번 정한 약속은 철저하게 지킨다.

● 음과 양의 가운데에 있기에 변화를 싫어하므로 움직이지 않으려 하고 한곳에 조용히 앉아 있거나 누워 있기를 좋아한다.

● 성실하며 소같이 우직하고 끈기가 있으나 황소고집이 있다. 한 번 싫은 사람은 두 번 다시 보지 않는다.

● 운동신경이 둔한 편이다.

● 재복이 많아 재력가가 많다.

건강이 나빠지면 나타나는 증세

● 비장과 위장이 약해지면 병이 온다.

● 영양을 이루는 진액으로 대표되는 정(精)이 잘 모아지지 않고 필요 이상으로 빠져나간다.

- 게으르고 미련해진다. 위장이 약해져서 자꾸 누우려 한다.
- 공상이나 망상을 하고 비현실적 상황을 가정하며 즐긴다.
- 쓸데없이 남을 의심하고 지나친 관심으로 사람을 괴롭힌다.
- 경박하고 거짓말을 하여 신의가 부족해진다.
- 똑같은 말을 몇 번씩 반복하며 자꾸 따진다.
- 체질상 습(濕)이 많아 몸이 무겁고 머리가 맑지 않으며 몸이 잘 붓고 허리와 등, 어깨, 뒷목이 자주 아프다.
- 비위가 좋아 잘 먹고 쉽게 살이 찌므로 몸매 관리에 신경 써야 한다. 물만 먹어도 살이 찌는 사람도 많다.

평소 빈발하기 쉬운 질환

비장과 위장의 기운이 넘치면 그 기운이 신장과 방광, 간장과 담낭을 상하게 하여 각 장부의 질환이나 중이염, 이명, 비뇨기 질환, 허리통, 발목통 등 관련 질환들이 빈발한다. 당뇨병, 류머티스성 관절염이 오기 쉬우므로 항상 적당히 움직이고 운동해야 한다.

유명인

백종원, 윤은혜, 이만기, 강호동 등

금형(金形)

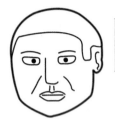

강한 장부	폐장, 대장
약한 장부	간장, 담낭, 심장, 소장

금형의 약한 장부는 금극목(金剋木)의 병리적 현상에 따른 금승목(金乘木), 금모화(金侮火)의 관계에 해당하는 장부이다.

얼굴 형태

● 얼굴 모양의 사각이 뚜렷하게 네모나다.

● 이목구비가 단정하고 단단하게 생겼다.

● 얼굴색이 희지만 근육에 탄력이 있고 팽팽하다.

● 눈빛이 날카롭고 빛이 난다.

체형

● 전체적으로 각이 져 있고 뼈대가 단단하며 골이 깊다. 근육이 탄
  력적으로 팽팽하며 근육질이다.

● 손발이 짧고 뭉툭하여 네모져 단정해 보인다.

● 키는 크지 않으나 작아도 힘이 세고 알차다.

● 목이 짧고 옆에서 보면 앞뒤의 폭이 넓다.

● 음성이 맑고 깨끗하다.

● 발달 부위 : 폐장, 대장, 코, 가슴통, 하완, 손목, 피부, 체모

특성

● 금(金)은 자연에서 가을, 저녁, 노년기와 같은 기운을 뜻한다. 그래서 가을에 한 해를 마감하고 하루가 끝나는 일몰 때와 같아 엄숙하고 가볍지 않으며 어른 같이 위엄 있게 처세하는 기운이기에 모범을 보이며 지도력이 있다.

● 단점은 지나치게 절약하고 외고집이며 융통성이 없다.

● 꼼꼼하고 성실하나 지나치게 소심할 수 있다.

● 얼굴은 평온해 보이나 행동할 때는 급하다.

● 의리가 있고 강직하지만 인정에는 약하다. 그러나 상대가 자신을 배신하면 절대로 용서하지 않는다.

● 어느 조직에서나 우두머리처럼 지배하려 하고 남을 자신의 편으로 만들려 한다.

● 원리원칙을 중요시하고 획일적, 규칙적이며 주관이 뚜렷해 솔선수범한다.

● 똑 부러지는 성격을 지녔으며 분명하고 강직해 불의를 보면 용납하지 않는다.

● 두뇌는 뛰어나지 않아 쓸데없이 대립을 만들어 궁지에 몰리곤 한다.

● 자존심과 승부욕이 강해 자신이 원하고 해석하는 대로 행동하고, 상대가 강하거나 약하거나 무조건 이겨야 직성이 풀린다. 모든 일에서 성공하고자 하는 성격이 두드러진다.

● 지도력이 있으며 다스리기를 좋아해서 CEO가 많고 사관학교를 가면 장성급이 될 수 있다.

○ 실무(實務)형이며 구두쇠형이어서 관상학적으로는 명예와 부(富)가 함께 따른다.

건강이 나빠지면 나타나는 증세

○ 폐장과 대장이 약해지면 병이 온다.
○ 모든 부위가 중앙을 중심으로 똑바르게 대칭을 이루어야 하는데 한쪽으로 치우치거나 한쪽이 약하면 병이 생긴다.
○ 기가 지나치게 많거나 너무 많이 사용해 부족해지면서 병이 오게 된다.
○ 매사 비관적이고, 어려운 일을 해결하려는 의지를 다지기보다는 포기하고 절망한다.
○ 눈물이 많아지고 슬퍼하거나 그리워한다.
○ 억압하고 구속이 심해진다.
○ 자신을 희생해서라도 동정심이 지나쳐진다.
○ 극단적으로는 자살도 한다.
○ 직업을 가지고 활발히 움직이거나 운동이나 사회활동을 하며 몸에 활력을 불어 넣는 것이 좋다.

평소 빈발하기 쉬운 질환

폐장과 대장의 기운이 넘치면 그 기운이 간장과 담낭, 심장과 소장을 상하게 하여 각 장부의 질환이나 편도선, 늑막염, 고관절염, 근육통, 목이 쉼, 안질환, 우울증 관련 질환들이 빈발한다.

유명인

가수 비, 박경림, 이병헌, 현정화, 박정희 등

수형(水形)

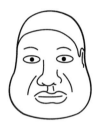

강한 장부	신장, 방광
약한 장부	심장, 소장, 비장, 위장

수형의 약한 장부는 수극화(水剋火)의 병리적 현상에 따른 수승화
(水乘火), 수모토(水侮土)의 관계에 해당하는 장부이다.

얼굴 형태

● 턱이 넓고 이마는 좁아서 얼굴 모양이 전체적으로는 삼각형을
   연상하게 하는 세모꼴이나 둥근 편이고 후중(後重)하다.
● 귀 위와 밑을 비교하면 귀 밑이 가로로 넓다.
● 얼굴색은 백색 또는 흑색, 희더라도 검은 기풍이 감돈다.

체형

● 전체적으로 퉁퉁하고 굵으며 머리, 팔다리, 손발바닥, 이목구비
   등 신체의 각 부위도 살이 많고 두텁다.
● 피부가 연하고 부드럽다.

- 몸 전체로는 구부정하며 어깨가 좁고 방광과 자궁이 크기 때문에 허리가 길며 골반이 넓게 발달되어 있다.
- 음(陰)의 기운이 강해 구부정하게 땅을 보며 걷는다.
- 토형에 비해 부풀어 오른 듯하며 장대(壯大)한 맛이 없다.
- 골격의 움직임은 가벼워 보이나 기운이 안정되고 조용해 보인다.
- 손끝이 뭉툭하다.
- 발달 부위 : 신장, 방광, 귀, 치아, 뼈, 머리털(숱이 많음), 발목, 정강이, 생식기, 자궁, 전립선, 허리

특성

- 수(水)는 자연에서 겨울, 밤중, 죽음과 같은 기운을 뜻한다.
- 수기(水氣)가 강하면 강할수록 추운 겨울과 깜깜한 밤중과 같이 절대 속을 안 내보이고 미래를 위해 참고 견디는 인내심이 강해 끝까지 간다. 봄을 눈앞에 둔 겨울과 같이 숨겨진 힘을 가지고 있다.
- 단점은 덕이 부족하여 왕따를 당하거나 독선적이고 고집불통이 되기 쉽다.
- 웃음이 많고 상대를 즐겁게 해준다.
- 내성적이며 양보하고 여성스럽고 소심한 기질을 가지고 있으나 원칙을 중시하고 자기 세계가 분명하다.
- 재주가 많고 지혜로우며 건설적이나 반항적, 부정적 기질도 있다.
- 연한 편이어서 부드러운 분위기를 조성한다.
- 끈기가 있으며 저축하고, 아끼고, 저장한다.
- 기존의 불편한 것을 새로 개발하여 개혁하고 연구하며 과학적이다.

- 섬세하며 깊은 사고력이 있으나 한없이 생각만 하고 혼자 있기를 좋아한다.
- 매사에 신중해서 일을 연구·분석하고 사람을 사귀는 것도 조심스럽게 사귀나 지나치게 신중을 기하다가 때로는 기회를 놓치기도 한다.
- 신수(腎水)=뇌수(腦髓)이므로 오행형 중 가장 총명하고 지혜가 있으며 발전적이고 새로운 의견을 제시한다.
- 학문이 뛰어나 수재형이고 연구·개발형이어서 평생 걸리는 연구도 힘들지 않게 꾸준히 한다.
- 과학자, 수학자가 많다.

건강이 나빠지면 나타나는 증세

- 신장과 방광이 약해지면 병이 온다.
- 살이 너무 많이 쪄서 탄력 없이 흐느적거린다.
- 얼굴에 윤택이 없어지고 붉은 기운이 돌기도 한다.
- 무조건 부정하거나 반대하고 반항한다.
- 엄살이 심해지고, 핑계를 대고 책임을 전가한다.
- 작은 일에 겁이 많아지고 공포심이 생긴다.
- 도벽이 생긴다. 훔치는 것 자체에 만족을 느낀다.
- 궁상을 떤다. 돈이 있어도 싼 것만 먹고 양말에 구멍이 뚫려도 그냥 신는다.

평소 빈발하기 쉬운 질환

신장과 방광의 기능이 넘치면 그 기운이 심장과 소장, 비장과 위장을 상하게 하여 각 장부의 질환이나 혀질환, 팔꿈치통, 입병, 고혈압, 당뇨, 비만 등 관련 질환들이 빈발한다.

유명인

정형돈, 조정린, 김준현 등

얼굴로 오장 육부의 건강을 본다

눈은 마음의 창이라 하고, 코는 자존심을 상징하듯이 얼굴을 통해 우리의 몸 상태를 표현하는 말을 주위에서 흔히 들을 수 있다. 장중경의 『상한론』[61]에서는 얼굴을 보고 그 사람의 몸 상태를 알 수 있다고 기록되어 있다. 우리 몸의 오장육부는 인체내장의 생리기능과 병리변화를 얼굴에 투영하는데 이렇게 반영된 오장육부와 얼굴의 관계를 통해 몸의 건강 상태를 어느 정도는 알 수 있기 때문에 큰 병이 오는 것을 미리 예방할 수 있다.

먼저 관상학에서는 얼굴을 삼등분하여 상정(上停, 이마의 맨 위 머리가 난 경계선~눈썹 위), 중정(中停, 눈썹~코 끝), 하정(下停, 코 아래 인중~턱)의 삼정(三停)과 좌우 대칭을 보고 전체적으로 조화로워야 좋은 상으로 본다. 즉 삼정 중에 어느 한 부위만 특출하게 발달하면 균형이 깨

---

61 『금궤요략(金匱要略)』과 함께 한방(韓方)의 쌍벽을 이루며, 한의학의 중요한 원천이다. 한의학을 상한론의학
   이라 일컬을 정도이며 그 연구서목만도 500종을 넘는다고 한다. 중국의학에서 약물요법의 대성자라고 지목
   되는 후한(後漢)의 장중경(張仲景)이 저술한 것이라 전하며, 원래는 『상한잡병론(傷寒雜病論)』이라는 이름으로,
   급성열성전염병과 그 밖의 질환에 대한 치료법을 나타낸 것이었다. 3세기 말에 진(晉)의 왕숙화(王叔和)가 이
   것을 상한(傷寒)과 잡병으로 나누어 하나는 『상한론』, 또 하나는 『금궤요략』이라 개정했다 한다(두산백과).

져 좋지 않고, 좌우가 삐뚤어져 있어도 안 좋은 것으로 본다. 또한 중앙선의 흉터, 주름, 점은 나쁜 것이다. 경맥(經脈)에서는 얼굴 전체가 양명경(陽明經)으로서 위경(胃經)이 흐른다. 그래서 위열(胃熱)이 많으면 얼굴색이 붉어지고 얼굴에 땀이 많이 흐른다.

얼굴 전체에 윤기가 없고 피부가 거칠거나 뾰루지, 피부 트러블, 습진, 하얀 각질, 기미, 주근깨, 점 등이 생긴다면 해당 부위 장부의 건강이 안 좋은 것이라 볼 수 있다.

여기서
잠깐
❦

기미

얼굴에 생기는 기미는 한방에서는 간반(肝斑)이라 부르는데 '간이 만들어 내는 얼룩'이라는 뜻으로, 생기는 부위에 따라 해당 장기나 간장의 이상으로 본다. 이것은 스트레스가 쌓여 자율신경과 호르몬에 이상이 생기고 이로 인한 간장의 기능 이상으로 기미가 생기는 것이다. 그중에서 안면(顔面)의 기미를 살펴보면 안(顔)은 이마와 눈, 코, 입을 포함한 앞쪽이고, 면(面)은 얼굴의 가장자리를 나타나는데 안(顔)에 기미가 끼면 간장의 기능 이상을, 면(面)에 기미가 끼면 신장의 기능 이상을 뜻하며 면(面)의 기미는 오래간다.

망진법에 따라 얼굴 부위별로 표현되는 신체 내부 장부의 관계를 살펴보면 다음과 같다.

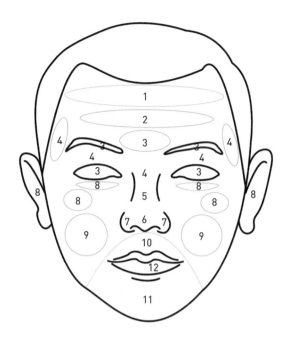

1, 2 : 이마

이마는 우리 몸 중에 심장, 소장, 대장의 기능을 나타낸다.

◉ 이마는 모양과 높이, 넓이, 길이, 피부색 등으로 분석하는데 대뇌
의 전두엽이 들어 있는 부위이므로 지혜와 지식의 보고이며 이마
가 잘 발달되어 있으면 에너지의 공급 및 두뇌의 기능이 뛰어난 것
이다. 특히 심장의 활동이 가장 왕성하게 나타나는 부위로 심장과
소장의 열이 나타나서 빛이 난다. 따라서 심장에 이상이 생기면 이
마의 빛이 어두워지며 기미나 트러블이 나타나는 것을 볼 수 있다.
◉ 이 부위에 여드름이나 뽀루지 등이 생기고 붉은 기운을 띠는 것
은 과도한 스트레스, 피로 누적이나 안 좋은 음식 등에 의헤 심장
에 열이 많이 생겨서이며 특히 음식 중에서 밀가루 음식, 육류,

인스턴트식품, 동물성 기름, MSG 등의 과잉 섭취, 음주, 흡연 등에 의해 대장과 소장에 나쁜 산화 물질이 쌓이는 것도 원인이다. 특히 이마에 녹색이 나타나는 것은 안 좋은 음식의 과잉 섭취나 화학약품, 약물 등의 남용으로 해당 장기에 종양이 생기는 신호이니 각별한 주의가 필요하다.

• 이마에 가로 주름이 끊이지 않고 뚜렷하게 한 줄로 이어져 있으면 건강한 것이고 굵은 주름은 강한 성격과 지도력의 소유를 뜻한다. 잔주름이 많으면 노화이거나 심장, 폐장의 기운이 약한 것이다.

3 : 미간, 눈썹, 눈

미간과 눈썹, 눈은 간장의 기능을 나타낸다.

미간(양 눈썹 사이, 인당, 명궁)

• 미간은 간장, 폐장의 기능을 함께 나타내며 두뇌와 인체 에너지 및 기능이 잘 나타나는 부위다. 사유 계통을 담당하는 곳이기 때문에 생각을 많이 하고 신중하게 일을 처리하다 보면 세로 주름이 생기게 되는데, 좌측 미간에 주름이 생기면 우뇌의 기능을 많이 사용한 것이고 우측 미간에 주름이 생기면 좌뇌의 기능을 많이 사용한 것이다.

• 관상학에서 세로 주름은 성격이 강하고 스트레스가 많고 강한 집념, 판단력, 지도력, 숙명적 상처(예: 노무현, 스티브 잡스) 등을 나타낸다. 세로 주름이 양쪽으로 2개가 나타나는 것은 만성적인 신

경쇠약증세를 나타낸다.

- 가로 주름이 있으면 간장 기능이 저하되어 있고 신경이 예민해져 있음을 나타내며, 굵은 주름은 큰 병이 있었음을 알 수 있다.
- 미간에 푸른 혈관이 보이면 문맥압 항진증이고 간경화 환자에게서 보이기도 한다. 어린아이들에게서 푸른 혈관이 보이는 것은 폐장 기능 저하와 대장의 이상으로 감기, 비염, 천식, 아토피, 만성 장염, 코피 등의 질환을 앓고 있는 경우다.
- 여드름, 뾰루지는 스트레스를 많이 받고 있어서이고, 피부가 마르고 각질이 생기는 것은 당분의 과잉 섭취 때문이다.
- 관상학에서는 인당(印堂)이라 하여 사람의 기와 정신이 집약된 곳으로 항상 밝고 깨끗하고 윤택해야 한다고 보는데, 미간이 좁으면 성격이 예민하고 급하며, 반대로 넓으면 성격이 긍정적이고 느긋한 것으로 본다.

눈썹

『동의보감』 외형편에 '[髮眉鬚各有所屬]-머리카락, 눈썹, 수염은 각기 속하는 곳이 있다'고 기록되어 있다.

사람의 머리카락, 눈썹, 수염은 비록 모두 털의 종류이나 이것을 주관하는 오장이 각기 다르다. 그러므로 늙어서 수염은 희어지나 눈썹과 머리카락은 희어지지 않는 사람이 있고, 머리카락은 희어지나 눈썹과 수염은 희어지지 않는 사람이 있다. 이는 장부의 기운이 치우친 바가 있기 때문이다.

- 눈썹이 힘 있고 윤택하면 간기(肝氣)가 왕성한 것이다.
- 눈썹 위의 주름은 간장이 부은 것인데 너무 진하면 간장의 기능이 저하된 것이다. 사상 의학에서는 간장에 혈이 많은 소음인, 태음인이 눈썹이 진하다.
- 중앙쪽의 눈썹이 1/3 정도가 남아 있으면 갑상선 기능이 저하되거나 스트레스를 많이 받고 있는 것이다. 한쪽 눈썹만 그러하면 삼차신경통을 앓을 수 있다.

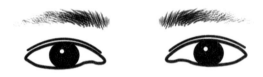

[눈썹이 1/3 정도 남아 있으면 갑상선 기능의 저하, 스트레스에 의한 것이다]

- 여성이 눈썹이 건조하면 생리 불순이 있는 것이다.
- 관상학에서는 눈썹을 형제궁(兄弟宮)이라 하여 형제의 다복함과 우애 등을 보기도 한다. 눈썹의 길이가 길수록 좋으며, 짧더라도 최소한 눈보다는 길어야 한다. V형이거나 눈썹이 서로 엉키면 성격이 사납고, 八형이면 유약한 것이다. 눈썹이 실하고 짧으면 성격 급하고 우직하고 둔한 성격이다.

눈

눈은 전체적으로는 간장의 기능을 볼 수 있다.

● 크고 둥그런 눈은 간장이 작고 간담이 허해 무서움을 잘 타고 음(陰)적인 성격이어서 감성적이고 직관력이 있다. 비현실적이고 스트레스에 약하다. 반면에 작고 긴 눈은 간장이 크고 양(陽)적인 성격이어서 실질적이며 실행능력이 있고, 숫자에 강하다.

● 눈이 시리거나 눈의 잦은 피로, 침침한 것은 간장의 이상으로 간장이 부었거나 간장에 허열(虛熱)이 생긴 것이다.

● 간장이 약해지면 자연의 현상도 눈에서 이기기 힘들어지는데 햇빛을 보면 눈이 시려서 제대로 눈을 뜰 수 없거나 바람이 조금만 불어도 쉽게 눈물이 난다.

● 백내장, 녹내장도 간열(肝熱)에 의해 순환이 안 되어 안압이 높아져서 발생한다. 『동의보감』에서 '결명자는 청맹(靑盲, 녹내장) 및 눈이 충혈되고 아프며 눈물이 나는 것을 다스리며 간의 기운을 돕는다'고 되어 있는데 결명자는 간열(肝熱)을 내려 눈이 충혈되고 붓는 증세를 치료하는 데 쓰이는 한약재다.

● 눈동자 색의 변화에 주의해야 한다. 황색의 눈은 황달로 간장에 병이 있음을, 푸른 눈은 간장에 기운이 빠진 것을 나타낸다. 눈이 충혈이 되는 것은 간열에 의한 순환장애로 눈의 압력 조절이 안 되는 것인데 스트레스나 음주독(飮酒毒)에 의한 것이다. 노란 덩어리가 흰 눈동자 사이에 끼는 것은 간 기능이 저하되고 콜레스테롤이 과다한 경우다.

● 아래쪽 눈꺼풀에 노란색 사마귀 같은 알갱이(비립종, milium)가 생기는 것은 간 기능이 저하되고 콜레스테롤이 과다한 경우다.

● 관상학에서는 눈의 꼬리가 일자로 반듯하게 자리 잡는 것이 가

장 좋은데, 눈꼬리가 위로 올라간 사람은 양(陽)의 기질이어서 성품이 강하며 성급하고 단순하면서 감정의 기복이 크다. 또한 성격이 예민하나 솔직한 편이다. 반면에 눈꼬리가 내려간 사람은 음(陰)의 기질에 속하여 성격이 온화하며 침착하고 자신의 본심을 잘 드러내지 않는다. 주변 상황에도 잘 적응한다.

4 : 콧부리, 전택(눈두덩이), 관자놀이

이 부위들은 비장, 췌장의 기능을 나타낸다.

콧부리(산근)

콧부리에서 비장, 췌장의 기능을 알 수 있는데 이곳은 산근(山根)이라 하여 얼굴의 산(山)에 해당하는 코의 뿌리여서 건강의 시작으로 보기도 하고, 관상학에서는 질액궁(疾厄宮)이라고도 하여 질병과 액운을 알아보는 매우 중요시하는 부위다. 눈두덩이와 비교 시 살짝 높거나 낮아야 좋다.

◑ 소화 순환은 인체 건강의 시작으로 볼 수 있으므로 콧부리가 푹 들어가 있으면 선천적으로 약한 사람이다. 반대로 콧부리가 눈썹 사이까지 뻗어 있으면 건강이 좋고 생체에너지가 왕성한 것이다.

◑ 얼굴에 세로로 된 부위를 가로지르는 주름은 안 좋은 것인데 콧부리에 가로 주름이나 거무스름한 선은 소화기에 질환이 있음을 나타낸다. 당뇨도 의심할 수 있다.

◦ 깊은 주름이 생기는 것은 건강이 나빠지거나 신경이 쇠약해진 것이고 사마귀, 점, 흉터 등이 있는 것도 좋지 않다.

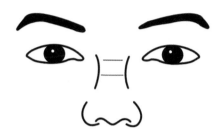

◦ 콧부리는 윤택하며 밝은 황색을 띠는 것이 좋은데 검푸른 선이 생기면 비장이 나빠져 복부 팽만감이나 부종, 설사 등이 있을 수 있고 큰 병을 앓을 수 있다.
◦ 어린이가 산근과 미간 사이에 암청색이 나타나거나 푸른 혈관이 보이면 선병질 체질로서 자주 아플 수 있다.

여기서
잠깐

선병질(scrofulosis, 腺病質) 체질[62]이란
허약한 체질로 기온이 조금만 변해도 감기에 자주 걸리고 비위가 약해 설사를 잘하고 약간의 생활환경이 바뀌어도 열이 나고 모든 병에 저항력이 약한 체질이다.

---

62 삼출성(滲出性) · 알레르기성 또는 림프체질의 어린이가 결핵에 감염된 상태를 그렇게 부른 시기도 있었으나, 의학상으로 보면 만성결막염 · 만성이염 · 중이염 · 습진(안면의) · 림프선종창이나 반드시 발병을 하지 않아도 투베르쿨린반응이 강한 양성 등을 나타내기 쉬운 상태를 포괄한다(두산백과).

눈두덩이(전택)

눈과 눈썹 사이를 이르며 전택(田宅)이라고도 하는데 비장, 췌장의 기능이 떨어지면 이 부위가 붓는다. 관상학에서는 전답과 가옥을 의미하여 부동산을 가질 수 있는지의 여부를 판단하는 자리다.

관자놀이

이 부분에 혈관이 불거지거나 핏줄이 서거나 피부 트러블이 생기는 것은 비장, 췌장의 기능이 떨어진 것이다.

5 : 콧대의 중간 부분(연상, 年上)

콧대의 중간 부분은 위장의 기능을 나타낸다.

- 이 부위의 앞이나 측면이 흰빛을 띠면 위장 기능이 저하된 것이다.
- 연상이 나오거나 검어지면 위열(胃熱)이 있는 것이다. 연상이 옆으로 부어있는 것은 부비동이 부어있는 것이므로 비염이나 축농증 환자이다. 따라서 비염 환자는 위열이 생기는 음식을 자주 섭취하면 증상이 더 심해진다.

여기서
잠깐
❦

위장에 열이 생기게 하는 음식

- 단것(사탕, 초콜릿, 과자, 생크림 등)
- 닭고기(체질의학에서 닭, 개, 뱀 등은 성질이 뜨거운 것으로 분류된다.)
- 찬 음식(찬물, 얼음 등은 먹을 때는 시원하나 반발 작용으로 위를 더 뜨겁게 한다.)
- 인스턴트식품(효소는 없고 열량만 낸다. 라면, 피자 등)
- 밀가루 음식(밀은 겨울에 자라기에 뜨거운 음식에 속한다.)

6 : 코끝(준두, 準頭)

코끝은 심장의 기능을 나타낸다.

- 코끝에 모공이 넓어져 검은색이 두드러지는 것은 심장이 나빠진 것이다.
- 이 부위에 실핏줄이 보이면 심장 열이 있는 것이고 실핏줄이 확연하면 심장마비의 가능성이 있다.
- 어린이가 이 부위에 청자색을 띠면 심장병이 있을 가능성이 높다. 하얗게 되는 것은 심장이 약해졌거나 모세혈관이 수축되어 전신에 순환장애가 생긴 것이다.
- 코끝이 딱딱해졌다면 고기, 유제품, 기름진 음식을 과다하게 먹었거나 동맥경화일 가능성이 높다.
- 딸기코라 불리는 주사비(酒齄鼻)는 과로, 지나친 스트레스, 열량이 많은 음식의 섭취 등으로 심장의 기능에 이상이 생기면서 혈열(血熱)이 준두로 몰려서 생긴다.
- 관상학에서 준두가 발달하고 콧방울이 좋으면 심폐의 기능이 좋

아서 왕성한 활동력을 기대할 수가 있고, 준두가 길어서 처진 듯 하면 코의 기운이 너무 왕성하여 아래로 처진 것으로 오랫동안 부와 장수를 누리게 되는 상으로 본다.

7 : 콧구멍 옆 부분(콧방울)

콧방울은 기관지, 생식기의 기능을 나타낸다.

- 콧방울에 탄력이 좋으면 기관지, 폐장이 좋은 것이다.
- 콧방울에 뾰루지, 점 등이 나타나면 기관지, 폐장에 이상이 생긴 것이다.
- 콧방울이 붉거나 발육이 나쁘면 고환이나 난소 등 생식기가 건강하지 않은 것이다.
- 관상학에서는 콧방울이 두둑한 사람은 남성적인 성격으로 결단력과 용기가 있고, 콧방울이 작은 사람은 여성적인 성격으로 감수성이 풍부하고 상냥하다고 보며 준두가 재물 복이라면 콧방울은 재물 창고로 조화로운 균형을 중요시한다.

8 : 눈 밑(와잠과 그 아래), 관골(광대뼈), 귀

이 부위들은 신장의 기능을 나타낸다.

와잠(臥蠶-누에가 누워 있는 모양, 애교살)과 그 아래

◉ 눈 밑이 툭 불거지거나 붓는 것, 그리고 눈 바로 밑에 알갱이가 우들두들 생기거나 좁쌀여드름이 생기면 신장의 기능 저하로 인한 것이다.

◉ 이 부위에 다크서클이나 거무스름한 기미가 생긴 경우는 신장과 방광에 이상이 생긴 것이며 녹색을 띠면 수면 부족, 청색을 띠면 과로, 보라색을 띠면 스트레스를 많이 받은 것이다.

◉ 여성의 경우 검고 탁하며, 살이 오톨도톨 돋아 있거나 검은 반점, 사마귀 등이 생기면 생식기와 자궁에 문제가 생긴다.

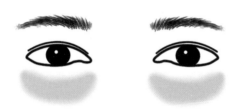

[눈 밑이 붓거나 다크서클이 생기면 신장의 기능 저하에 의한 것이다]

◉ 눈 밑이 생리기간에 늘 붓고 검으면 불면증이며, 임신 시 검으면 난산이 올 수 있다.

관골(광대뼈)

관골 부위가 빨개지면 신장이 약해져 허열(虛熱)이 생긴 것으로 특히 오후에 심해지면 신장의 영양이 부족해진 것이다.

귀

사람은 14~16세에 이르러 3개의 골반 뼈와 귀의 모양이 완성되는데 이를 보더라도 귀와 신장의 관계를 알 수 있고, 귀의 크기와 색깔, 위치, 상태에 따라 신장의 건강상태를 알아볼 수 있다.

- 귀의 색깔이 유난히 붉거나, 노랗거나 검으면 신장의 기능이 좋지 않은 것이다.
- 귀가 크면서 단단하지 못하면 신장의 기운이 약해 자주 허리가 아프고 중이염이 자주 오고 이명도 생긴다.
- 귀가 두텁고 단단하면 신장도 건강하고 단단하다.
- 귀의 크기나 위치는 눈썹과 코의 아래 끝 사이로 오는 것이 정상인데, 양쪽 귀의 높이가 서로 다르거나 크기가 다르면 신장이 약하며 골반도 비대칭이다. 귀가 너무 올라붙어 있으면 신장도 제 위치보다 높이 붙어 있어 등과 척추가 아프며 구부렸다 폈다 하는 동작을 제대로 하지 못한다. 귀가 내려와 있는 사람은 신장이 밑에 있어 허리와 골반뼈가 자주 아프다.
- 귀지가 많으면 신장 기능이 약한 것이다.
- 이명(耳鳴)은 신장 기능이 약해지면 나타나는 증세로 오행표에서 수(水)에 속하는 겨울철에 심하게 나타난다.
- 노인이 되어 귓속에서 긴 털이 나오는 사람들은 신장의 기능이 좋아 에너지가 겉으로 나온 것이기에 오랫동안 장수할 수 있다. 눈썹 중의 긴 털이 솟아나는 것도 간장의 기능이 좋은 것이다.

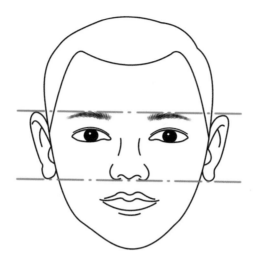

[귀의 크기나 위치는 눈썹과 코끝 사이가 정상이다]

9 : 볼

볼은 폐장의 기능을 나타내며 볼의 생긴 모습이 폐장을 거꾸로 뒤집어 놓은 모양이다.

● 통통한 볼은 폐장이 건강한 것이고, 홀쭉한 볼은 폐장이 약해진 것을 나타내므로 노인이나 환자가 볼이 홀쭉해지면 폐장의 기능이 떨어진 것으로 보아야 한다.

● 볼에 세로 주름, 기미, 하얀 각질 등이 나타나면 폐장에 질환이 오기 시작하는 것이다.

● 볼이 붉거지거나 모세혈관이 현저하게 나타나는 것은 혈액의 흐름이 안 좋은 것이다.

10, 11 : 인중, 턱과 입 주위

이 부위들은 비뇨기, 생식기, 자궁의 기능을 나타낸다.

인중

- 회음(perineum, 會陰, 남성은 음낭에서부터 항문 사이, 여성은 음열에서부터 항문 사이)과 길이가 같으며 인중의 길이가 적당하고, 골이 깊고, 골의 가장 자리가 선명하고, 색이 좋아야 비뇨기와 생식기가 건강하다.
- 여성의 경우 인중이 뚜렷하지 않거나 주름이나 기미가 끼고 색이 어두우면 자궁 발달이 나쁘고 난소의 기능이 약하다. 남성의 경우에는 정자량이 적어 불임의 가능성이 높고 비뇨기계가 약하다.
- 인중이 삐뚤어져 있으면 요추, 천골, 치골 결합이 틀어져 허리, 골반이 삐뚤어지고 여성은 자궁도 휘어 임신이 힘들다.
- 여성의 경우 콧수염이 있는 것은 여성 호르몬의 저하 상태로 생식기가 약하고, 임신이 잘 안 된다.
- 인중에 붉은 점이나 혹이 생기면 자궁의 혹을 의심해야 한다.

턱과 입 주위

- 턱이나 입 주변에 나는 뾰루지, 피부 트러블, 안 좋은 색은 방광, 생식기의 이상 신호이거나 자궁 내로 혈액순환이 안 되어 어혈이 생기고 생리 불순이 오는 경우다.
- 이 부위에 버짐 등의 하얀 반점은 성호르몬의 균형이 깨진 것이다.

입과 입술은 비장, 위장, 대장의 기능을 나타낸다.

입

입은 전체적으로는 비장과 위장의 기능을 나타낸다.

ⓞ 비장, 위장의 기운을 올려주는 맛은 오행배당표에서 단맛이다.
민간요법에서 입에 염증이 생기면 꿀을 발라주는 것은 단맛의
토(土) 기운이 입에 해당하기 때문이다. 인체의 다른 곳에 생긴
상처에는 꿀을 바르지 않는다.

ⓞ 침이 잘 분비되지 않거나 입안이 텁텁한 것은 비장, 위장의 기능
무력이거나 호르몬 부족인데, 노인들의 경우 비장과 위장의 기능
이 떨어지면서 밥맛이 없어지고, 식사량이 줄기 시작하면서 입이
마르기 시작한다.

ⓞ 입안이 자주 헐거나 입술 주위에 물집이 생기는 단순 포진이 자
주 생기는 것은 비장과 위장에 열이 생겨 입으로 열이 발산되기
때문이다(포진은 현대 의학적으로는 바이러스 감염이지만 한의학적으로는
내부의 열에 의해 피부가 화상을 입어서 물집이 생기는 것이다).

ⓞ 입이 작거나 입술이 얇은 사람은 소식(小食)을 한다. 형태학적으
로도 입이 작으면 안 먹겠다는 우리 몸의 표현 형태이다. 또한 입
이 작으면 기(氣) 부족 상태이므로 그릇이 작고 배포도 약하다.
반대로 입이 크고 두툼하면 대식(大食)가이고 혈(血)이 부족하기
쉬우나 생활력이 강해서 활발하게 사회활동을 한다.

● 마음이 불편하거나 토라질 때 입술을 쭉 내미는 사람은 비장과 위장에 열이 많은 사람이다. 마음이 불편해져 비장과 위장에 열이 더 생기면 몸에서 자구적으로 비·위장의 열을 발산하기 위해 입술의 표면적을 넓히는 행위로 보아야 한다.

입술

입술에서 윗입술은 비·위장을, 아랫입술을 통해서는 대장을 볼 수 있는데 아랫입술이 윗입술보다 조금 더 도톰한 것이 이상적이다. 때문에 입술 피부는 소화기 점막과 같다.

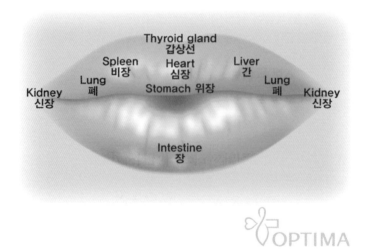

● 윗입술이 마르면 위에 열이 있는 것이다.
● 아랫입술은 소장을, 아랫입술의 아랫부분에서는 대장의 기능을 볼 수 있는데 우둘투둘하면 장 기능이 저하된 경우이다. 아랫입술 가운데가 갈라지면 장열이 있는 것이고, 희끗희끗하거나 세로

줄이 생기는 것은 대장 기능이 저하된 것이다.

◉ 아랫입술에 검은 점이 생기면 대장에 혹이 잘 생긴다.

◉ 아랫입술이 붉어지면 대장이 과민성일 경우가 많다.

◉ 입 양끝(구각)을 통해서는 신장을 볼 수 있는데 구각염이 자주 오는 사람은 신장의 기능이 저하된 경우이다.

◉ 입술이 잘 안 다물어져서 약간 벌리고 있는 것은 기(氣) 부족이고 마음이 여리기도 하다.

◉ 입술색은 기혈의 활동에너지가 나타나는 것인데, 입술색이 아주 붉으면 위열이 많은 것으로 배고프면 참지 못하고 급하게 먹으므로 위장병이 잦다. 허연 것은 혈(血) 부족으로 빈혈을 의심해보아야 한다. 퍼렇게 핏기가 없는 경우는 몸이 냉하고 소화도 잘 안되고 장이 나빠서 설사를 자주 한다. 거무스름하면 혈액이 탁하고 혈열(血熱)이 있는 것으로 혈액 질환이 있다는 것이다.

◉ 입술은 옆에서 볼 때 위, 아래 어느 한쪽이 더 나오지 않아야 좋은 것이기는 하나 윗입술이 더 나온 사람은 독맥(督脈, 양맥)이 발달해 성격이 공격적이고 양(陽)적인 성향을 가진다. 반면 아랫입술이 더 나온 사람은 임맥(任脈, 음맥)이 발달하고 음(陰)적인 성향이 강하다.

◉ 여성이 입술이 삐뚤어져 있으면 비위도 약하지만 임신이 잘 안되고 유산 가능성이 높은데, 이는 자궁이 전후굴절(前後屈折)[63]되어 있을 가능성이 있기 때문이다(여성은 입술에서 자궁을 보기도 한다).

---

[63] 자궁은 원래 몸의 앞쪽으로 기울어져 있으나 선천적, 후천적 원인에 의해 자궁의 탄력이 부족하고 힘이 없어져 휘어지게 되는 것을 말한다.

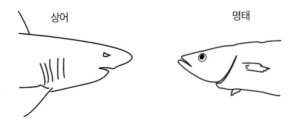

상어　　　　　　　　명태

◑ 관상학에서는 남자는 눈을 보고 여자는 입을 보는데, 여자는 입
술에 가는 주름이 많아야 자식을 많이 둘 수 있다고 본다. 윗입술
이 얇은 사람은 입이 가볍고 말이 많으며, 아랫입술이 얇은 사람
은 빈한하고 하는 일마다 막힌다고 한다.

신체 일부로 오장육부의 건강을 살핀다

○

●

☯

우리 몸의 손, 발, 눈, 코, 혀, 귀, 치아 등과 같이 신체의 겉에 드러난 기관을 관찰함으로써 그와 관련된 장부의 크기나 건강 상태를 분석할 수가 있는데 이 중에서 몇 가지만 소개하기로 한다.

눈

오장육부의 정기는 모두 눈을 통해 나타나므로 눈이 검고 맑고 빛나야 좋은 것이다. 눈은 전체적으로 간장의 지배를 받지만 눈의 각 부위마다 해당하는 장부가 따로 있다. 동공은 신장이 관리하고 홍채는 간장, 흰자위는 폐장, 위 눈꺼풀은 비장, 아래 눈꺼풀은 위장, 눈의 안쪽은 심장, 눈의 바깥쪽은 소장의 지배를 받는다.

동공 | 신장의 지배를 받으므로, 눈앞에 뿌연 것이 보이거나 사물이 흐리게 보이고 상쾌하지 못한 것은 신장의 정기가 부족한 것이다.

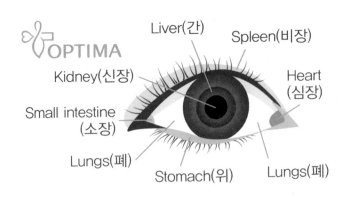

홍채 | 간장의 지배를 받는 곳으로 윤택하고 맑아야 한다. 동공의 크기를 조절하는 근육이 홍채인데, 오행배당표에서 근육은 간장에 귀속되기 때문이다. 따라서 간장이 약해지면 야맹증이 오고, 홍채 가장자리에 흰 띠가 보이면 혈관 평활근이 굳어져 동맥경화가 진행되는 것을 의심해야 한다(인체에서 늘었다 줄었다 하는 조직은 평활근이 작용하기에 간장의 지배를 받는다고 본다. 예- 홍채, 혈관, 남성의 성기).

내자(內眥, 안쪽 눈꼬리) | 심장의 지배를 받으므로 약간 붉은 기운을 띠고 있는데 염증이 자주 생기거나 눈곱이 많이 끼면 심장의 기능을 살펴 보아야 한다.

외자(外眥, 바깥쪽 눈꼬리) | 소장의 지배를 받는데 소장이 안 좋으면 잘 짓무르고 붉은색을 띤다. 여성의 경우 푸르스름하면 자궁 질환을 의심해야 한다.

눈꺼풀 | 비장과 위장의 지배를 받으므로 비위가 안 좋으면 이 부위에 다래끼가 잘 나고 사마귀, 잡티 등이 많이 생긴다.

흰자위(공막) | 폐장의 지배를 받으므로 희고 깨끗하면 폐장이 튼튼한 것이고, 누렇거나 붉게 된 경우는 폐순환이 안 되어 열이 차 있는

것이다. 따라서 안질환 중에 익상편(翼狀片)⁶⁴과 검열반(瞼裂斑)⁶⁵은 외장(外障)⁶⁶으로 폐성(肺性)이고, 백내장이나 녹내장은 내장(內障)⁶⁷으로 간성(肝性)이다. 그러므로 익상편은 폐장 기능을, 백내장은 간장의 기능을 도와주면 치료에 도움이 된다.

관상학에서는 눈에 흰자위가 많은 것은 폐장의 기운이 왕성한 것으로 보는데 사백안(四白眼)⁶⁸은 금(金)의 차가운 살기가 많은 것이므로 성질이 포악하고 사납고 음탕한 것으로 본다.

코

코는 얼굴의 중심에 있어서 생김새나 색깔, 크기에 따라 그 사람의 체질, 몸 상태, 성격 등을 알 수 있으며 코를 통해 척추, 폐장, 비장, 위장, 기관지, 방광 등의 건강을 알 수 있다.

● 코에 나타나는 색으로 건강을 알 수 있는데, 코가 전체적으로 푸른색을 띠면 복통이 자주 생기고, 누런색을 띠면 변비가 있으며 대장 기능이 저하된 상태이다. 푸른 황색이거나 혈관이 보이면 간장 질환을 의심해야 한다. 암황색이 나타나면 순환장애로 어혈

---

64 Pterygium. 군날개. 결막주름이나 섬유혈관성 조직이 날개 모양으로 각막을 덮으며 자라나는 안질환(서울대학교병원 의학정보).
65 Pinigueculum. 요약 결막의 일부가 변성이 생겨 노랗게 볼록하게 솟아오르는 질환.(서울대학교병원 의학정보)
66 사기(邪氣)가 동공이외의 부위에 들어가서 생긴 눈병을 말하는 것임(한국전통지식포탈).
67 눈동자나 눈 속의 각 조직에 생기는 질환. 장부(臟腑)가 내손(內損)되거나 기(氣)와 혈(血)이 휴손(虧損)되어 눈을 유양(濡養)하지 못하여 일어나는데 특히 간(肝)과 신(腎)의 음(陰)이 모자라서 일어나는 경우가 가장 흔하다(한국전통지식포탈).
68 눈동자가 작아서 사방에 흰자위가 보이는 눈인데 앞에서 보면 동그랗게 뜨고 노려보는 인상이다.

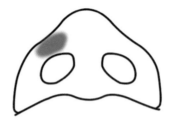

이 많은 상태이다. 코가 얼굴보다 전체적으로 흰색을 띠면 빈혈이다.

○ 코의 내부는 폐장이, 외부는 비·위장이 지배한다. 폐장이 건강하면 호흡이 잘 되고 후각 기능이 좋아진다. 반면에 폐장에 열이 많으면 비후성 비염이 생기거나 코가 막혀서 킁킁거리게 되는데 이러면 산소 호흡이 잘 안 되어 두뇌의 기능도 떨어진다.

○ 콧구멍은 산소량의 흡입을 결정하는데 적당하게 널찍해야 좋다. 너무 크면 폐기가 약한 것이고 상대적으로 기관지가 좁다. 콧구멍이 드러나 코 안이 보이는 들창코는 양기의 발산이 많아서 폐기가 약하다. 소아 때 코가 들리는 것은 폐기가 약하기 때문인데 자라면서 폐기가 좋아지므로 바로 서게 된다. 콧구멍에 각질이 생기면 폐장 기능의 저하이다. 콧구멍은 방광의 기능을 나타내기도 하는데 그래서 들창코는 방광도 약하고 늦은 나이에 소변을 가린다. 콧구멍이 짝짝이면 골반도 틀어져 있다. 콧구멍 옆이 검어지면 위장 열이 있는 것이다.

○ 코의 길이는 대장의 길이를 나타내며 코가 길면 폐장의 기능도

좋고, 짧고 폭이 좁고 납작하면 폐장 질환이나 기관지 질환에 잘 걸린다.

◉ 코는 전반적으로 척추모양을 나타내기에 코가 휘어져 있으면 척추도 휘어져 허리, 등, 어깨가 아프고 뒷목에 자주 뻣뻣함을 느끼며 복부 순환이 안 되어 아래가 냉하기도 하다. 코가 왼쪽으로 휘어져 있으면 몸의 좌측에 병이 오기 쉽고, 오른쪽으로 휘어져 있으면 몸의 우측으로 병이 오기 쉽다. 코가 여러 번 굽어 있으면 척추의 이상과 폐장과 비·위장의 기능 저하이기도 하지만 성격적으로도 삐뚤어져 있다.

◉ 관상학에서는 코가 크고 높으며 색이 밝고 윤택하면 건강한 것으로 보아 외부 활동이나 사람을 상대하는 등 기를 활발하게 사용하는 일이 좋다고 본다. 매부리코는 건강하나 성질이 급하고 공격적이며 독선적인 경향이 있다.

혀

혀는 전체적으로 심장의 기능을 나타내는데, 담홍색의 부드러운 광택을 지니고 있고, 설태(舌苔)는 촉촉한 느낌의 엷은 백태(白苔)가 끼어 있는 모습이 건강한 상태이다. 오행배당표에서 심장과 표리관계인 소장은 점막상피세포 주기가 3일인데 혀 또한 상피세포 주기가 3일이다. 협심증 발작 시에 쓰는 니트로글리세린이라는 약을 응급 시에 혀 밑에다 사용하는 것에서도 혀와 심장과의 관계를 알 수 있다. 심장을 안정시켜주는 '우황청심환'도 물 없이 씹어 먹으면 천천히 혀 밑 정맥을 통해서 심장으로 전해져 빠른 시간 내에 정확한 효과를 볼 수 있다.

● 혀의 크기에 따라 심장도 크고 작으며 심장이 스트레스를 받아 심열(心熱)이 많아지면 혀가 두터워져 치흔(齒痕, 치아 자국)이 생긴다. 심장은 스트레스에 예민한 장기이며 특히 혀가 가늘고 긴 사람은 신경이 예민하여 사소한 일로도 심장이 잘 뛰는 경향이 있다.

● 혀를 내밀었을 때 한쪽으로 치우치거나 딱딱해 잘 움직이지 않으면 중풍을 의심할 수 있다. 또한 혀끝이 바르르 떨리는 경우는 자율신경 실조이거나 정신질환 환자, 알코올중독 환자 등에서 볼 수 있다.

● 건강상태를 알기 위해 혀를 살펴보는 것을 설진(舌診)이라고 하는데, 설태(舌苔)와 설질(舌質)을 관찰한다.

백태(白苔)는 심흉의 열이지만 질병 초기나 가벼운 질병을 앓고 있을 때도 나타나는데, 색깔이 진하면 진할수록 몸에 열이 많은 것이고 염증을 앓고 있는 경우이다. 황태(黃苔)는 비장 열로 간장이 항진된 상태이거나 급성 열병이나 염증성 질환을 앓고 있는 것이고, 가벼운 흑태(黑苔)는 열이 심해 체액이 고갈된 것이다.

몸에 어혈(瘀血)이 있거나 병이 아주 위중한 경우에는 혀가 검푸른색으로 나타난다. 또 급격하게 진행하는 질환이나 병의 상태가 중한 환자의 혀는 붉은색을 나타내기도 한다. 혀의 상태가 마른 것은 진액(津液)의 손상이며 거북이 등껍질 모양으로 툭툭 융기되거나 여러 군데가 갈라져 있는 것은 음허(陰虛), 혈허(血虛)로 인한 허열(虛熱)이 생겨서이다.

음허(陰虛), 혈허(血虛)

음허는 체액(體液)이 부족하고 혈허는 혈(血)이 부족한 것인데 체액과 혈이 부족해지면 대개 열이 머리나 손과 발, 피부로 몰리게 된다. 이것은 인체에 정상적이지 않은 허열(虛熱)이 생겨서인데 이해를 위해 한 가지 예를 들어 본다.

같은 크기의 비이커에 다른 양의 물이 채워져 있을 때 같은 정도의 열로 가열(加熱)을 하면 적은 양의 비이커 물이 훨씬 빨리 데워진다. 여기서 물의 양은 체액과 혈의 양으로 보고, 가열은 인체에서 외부의 감염에 저항하는 열이나 스트레스 등에 의해 발생하는 열이다. 체액과 혈이 부족한 상태에서는 비이커의 실험과 같이 열이 빨리 발생하는데 이것이 음허, 혈허에 의한 열이다. 혈액이나 영양이 부족한 심장은 조그마한 신체의 이상이나 스트레스에 의해서도 빠르게 심열(心熱)이 발생한다.

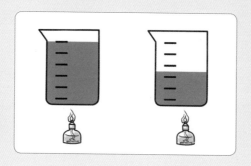

◑ 혀를 오장육부의 장부로 나누어 관찰해 보면 다음과 같다.

혀의 뿌리는 신장을, 양옆은 간장·담낭을, 중간은 비·위장을, 혀끝은 심장과 폐장을 나타내는데 장부에 이상이 있으면 혀의 각 해당 부위에 이상이 나타난다.

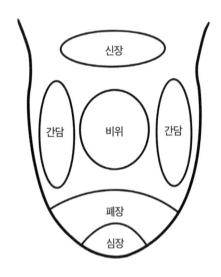

양옆 | 간장에 어혈이 있으면 혀의 옆 부분에 청자색이 보이며 간장이 안 좋으면 이 부위에 두꺼운 황태가 나타난다.

혀끝 | 혀의 앞쪽 끝에만 유난히 홍적색이 나타나거나 딸기설이 생기면 심장과 폐장의 열을 의심해봐야 한다. 평소 스트레스를 많이 받는 예민한 상태의 환자나 감기를 앓고 있는 경우에 이 같은 증상이 나타난다.

중간 | 비·위장이 안 좋으면 혀의 중간에 황색의 태가 나타나며, 혀 가운데 부분에 선이 생기며 갈라진 것은 비·위장에 열이 생겨 중초

가 막히면서 순환장애가 온 것이다. 혀를 내밀었을 때 물기가 많이
보이면 습(濕)을 다스리는 비·위장의 기능이 약해진 것이다.

뿌리 ❘ 신장이 허하면 뿌리 부분에 흑태가 나타나기도 한다.

귀

　귀에 있는 혈자리를 이용하여 현재의 건강상태나 질병의 진행 방
향 등을 알 수가 있다. 귀의 모양은 태아가 모태에서 거꾸로 들어서
있는 모습과 같아서 귀의 아래 부위는 머리이고, 위 부위는 하체이다.
이렇게 귀를 보며 진단할 때는 왼쪽 귀에서는 오른쪽 신체의 병증을,
오른쪽 귀에서는 왼쪽 신체의 병증을 관찰하면 된다.

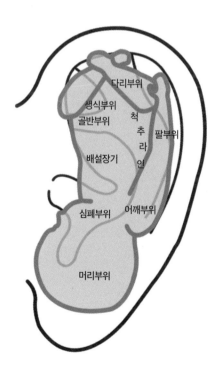

증상 구분 방법

원래 귀 전체는 같은 피부 상태여야 하는데 귀 전체가 통일한지, 특정한 부분에 특이한 점이 있는지를 살펴봐야 한다. 어느 한 부분에 이상이 있거나, 거칠거나 유난히 기름기가 보이면 그 부위에 해당하는 기관의 건강 상태에 위험 요소가 있는 것이다. 또한 숨겨진 연골의 형태를 잘 알아야 하는데, 연골이 변형되거나 기형이 있다면 해당 부위 기관에 질환이나 변형이 왔을 가능성이 있다.

귀의 중요한 혈점을 알아보고 그 변화를 통해 신체의 질환을 알아보는 것은 망진법의 중요한 방법 중 하나다. 다음의 그림에서 신체 각 부위의 중요한 혈점을 알아보고 여기서 나타나는 충혈, 종기, 돌기, 통증, 함몰, 주름, 귀지 등의 변화를 통해 건강 상태를 살펴보자.

귀의 혈자리

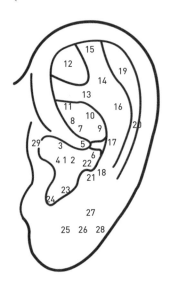

1. 심장
2. 폐장
3. 인후
4. 기관지
5. 위장
6. 췌장
7. 소장
8. 대장
9. 간장
10. 신장
11. 방광
12. 자궁(전립선)
13. 골반
14. 엉치
15. 무릎
16. 허리
17. 흉추
18. 경추
19. 손목
20. 어깨
21. 뇌간
22. 소뇌
23. 대뇌
24. 내분비
25. 눈
26. 볼
27. 턱
28. 내이
29. 외비(외코)

귀 관찰 시 이상 증상

충혈 | 귀 전체가 빨간색을 띄는 것은 혈액, 혈압, 혈관에 이상이 있다는 것이고, 과다한 스트레스와 피로가 누적되어 있다는 뜻이다. 귀의 일부분 중 심장, 식도, 자궁, 신장 부위에 충혈이 생길 수 있는데 이때는 각각의 기관에 이상이 생겨서이다.

종기 | 처음엔 충혈되어 있다가 수일이 지나 작은 종기로 이어지는 것은 심장, 자궁 부위에 나타나고, 쌀알 만한 큰 종기는 폐장, 기관지 부위에 나타나는데 종기는 없애주어야 그 부위가 좋아진다.

돌기 | 신체의 어느 부분에 혈이 순환되지 않아 그 기관에 해당하는 귀의 조직이 굳어져 툭하고 돋아나온 것인데 만져보면 단단한 것이 만져진다. 아래의 각 부위에 돌기가 생기면 해당 부위의 이상을 알 수 있다.

▶▶ 머리(뇌간, 소뇌, 대뇌) : 두통 및 탈모가 나타난다.

▶▶ 간장 : 간 기능의 저하이다.

▶▶ 기관지 : 목이 쉬거나 목감기에 걸려 있다.

▶▶ 폐장 : 폐장, 심장, 대장, 기관지, 코의 이상이다.

▶▶ 위장 : 소화 장애나 위장병이 있다.

▶▶ 췌장 : 당뇨를 의심해야 한다.

▶▶ 소장, 대장 : 과민성 대장증상과 대장의 용종을 의심해야 한다.

▶▶ 골반 : 골반의 틀어짐이나 척추의 이상을 살펴본다.

▶▶ 자궁 : 자궁의 물혹이나 자궁근종을 의심해야 한다.

통증 | 만지거나 눌러서 아픈 곳은 해당 기관에 이상이 있음을 나타낸다(해당 부위와 귀의 뒷부분을 함께 눌러준다).

함몰 | 수술을 받거나 신체 일부 제거 시 해당 부위나 주위의 능선이 무너진다. 치아 발치, 맹장이나 위 제거 수술, 간장, 신장 등의 수술 시 해당 부위의 안바퀴가 무너지고 치질 수술 시에도 함몰된다.

주름 | 대뇌점에서 내이점으로의 주름은 심혈관계 이상으로 인한 뇌졸중이나 심근경색을 주의해야 한다. 심혈관 질환이 생겨 원활한 혈액과 영양의 공급이 어려워지면 귓볼에 있는 모세혈관에도 혈액순환 장애가 생겨서 지방이 점점 줄어들며 주름이 생긴다. 20~30° 정도는 혈액순환 장애지만 45°의 주름은 심혈관계의 위험 정도가 높다는 것을 의미한다. 미국내과저널(AJM)에 급성 뇌졸중으로 입원한 241명 환자 중 78.8%에서 귓볼 주름이 발견됐다는 연구결과도 있다.

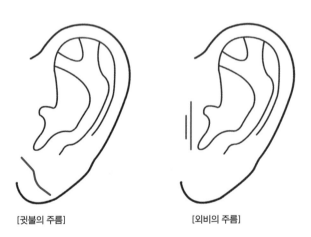

[귓볼의 주름]   [외비의 주름]

외비(外鼻, 외코)의 주름은 고혈압 시 외비점에서 아래쪽으로 굵은 주름이 1개 생기고, 저혈압 시 잔주름이 여러 개 생긴다. 눈점에 주름은 시력이 저하되거나 안압의 변화로 안질환이 올 가능성을 뜻한다. 불면증이 있으면 뇌간 부위에 주름이 생긴다.

귀지 | 전체적인 귀지나 각질은 심신의 피로, 과도한 스트레스, 순환장애, 몸이 냉할 때, 저혈압 때 주로 나타나는데 심장, 구강, 인후, 식도, 자궁, 신장, 손가락, 팔꿈치, 대장 부분에 많이 나타난다. 특히 인후 부위의 귀지는 갑상선 저하와 성대, 편도 기능의 저하를 나타내고 자궁 부위의 귀지는 여성에게 자궁의 이상을, 남자에게는 전립선의 이상이나 정력의 감소를 뜻한다.

· 잠시 쉬어가기 ·

귀의 모양을 보고 성격을 알 수 있다?!

관상학에서는 귀가 두텁고 단단하며 위로 높고 아래로 길면 신기(腎氣)가 좋아 장수할 상이고, 귀가 너무 짧고 빈약하면 건강과 일생이 빈한한 것으로 본다. 귀가 크면 좋지만 다소 작더라도 빈약하지 않고 모양만 좋으면 된다. 귀의 형태를 보면 성격을 알 수 있는데 다음과 같다.

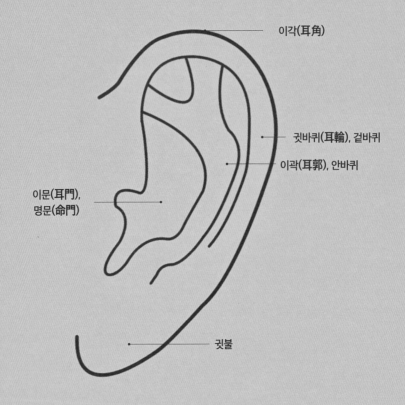

- 귀가 크면 활달하고 독립적이며 강한 의지력과 주의력이 있고 신중한 편이다.
- 귀가 작으면 영리하고 재주가 많으나 감성적이고 성급하고 실천력이 부족하다. 경계심이 강하고 잘 놀랜다.
- 여우나 이리의 귀처럼 이각이 뾰족하면 잔인한 성격이며 성질이 급하고 화통하다.
- 이륜(귓바퀴)은 담홍색이고 부드러운 광택이 나며 살이 두툼하고 풍만해야 건강하고 기혈(氣血)이 충만하다.
- 안바퀴(이곽, 안귀)가 튀어나와 있고 겉바퀴(이륜, 겉귀)가 뒤집어져 있으면 감정 표현이 솔직하고 예민하며 민감하다. 잔정이 많으며 기분파이고 멋을 낼 줄 안다.
- 겉바퀴가 오므라져 있으면 과묵하고 표현을 잘 안 하며 엉큼하다. 남성적이나 멋을 모르고 계산적이며 매정하다.
- 귓불이 두툼하고 좋으면 감정이 풍부하고 정에 약하며 신장의 기운이 좋아 장수한다.

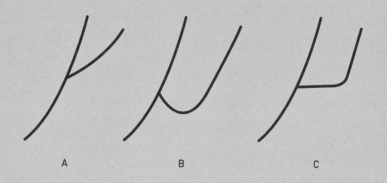

A   B   C

- 귓불이 없어 뾰족하면(칼귀) 감정이나 정에 치우치지 않는 이성파이고 자기중심적이다. 섬세하고 꼼꼼하며 예술적인 감각과 운동감각이 좋다. 리더보다는 보좌형이고 여성은 현모양처형이다(A형).
- 귓불이 있으면 남성적이고 활동적이며 성취욕이 강하고 욕심도 많다. 리더십과 지도력도 강한데 귓불의 크기에 따라 다르다. 여성이면 집안일보다는 사회활동을 더 추구한다.
- 귓불이 아래로 처져 있으면 인자한 리더형(B형)이고 옆으로 가 있으면 강한 리더형(C형)이다.

◆ ◆ ◆

치아

치아는 뼈의 끝에 해당되므로 치아가 약하면 뼈가 약하고 치아가 강하면 몸의 모든 뼈가 강하다고 할 수 있다. 뼈는 오행표에서 신장에 속하므로 치아는 신장과 관련이 있는데, 크고 틈이 없이 조밀하며 곧고, 단단하고, 희고 깨끗해야 건강한 치아다. 전체적으로 치아는 신장의 지배를 받지만 부분별로는 오장육부와도 관계가 있으며 아래 그림과 같다. 따라서 오장 육부에 이상이 생기면 각 장부에 해당하는 치아에 염증이나 통증이 나타날 수 있다. 예를 들어, 스트레스가 많으면 심장에 열이 생겨 갑자기 어금니 통증으로 나타날 수 있는데 이때는 진통제를 복용하기보다 스트레스를 풀어주거나 심장의 열을 내려줌으로써 통증을 없앨 수 있다.

최근에 '부정교합과 질병'에 대한 논문이 많아지고, 만성질환을 치아 교정을 통해 치료하는 사례가 늘어나는 것은 치아와 오장육부의 관계가 깊다는 것을 입증한다.

아래 그림에 따르면 앞니가 유난히 큰 사람은 신장, 방광이 발달한 사람이며 신장은 인체의 근본이 되므로 노인이 되어도 앞니가 가장 늦게 빠진다. 송곳니가 뾰족한 사람은 간장의 발달로 담즙 분비가 잘 되어 육식을 좋아한다. 어금니는 소화기, 순환기와 관계가 있다.

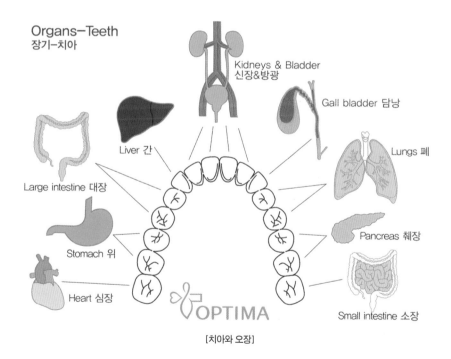

Organs-Teeth
장기-치아

Kidneys & Bladder 신장&방광

Gall bladder 담낭

Liver 간

Lungs 폐

Large intestine 대장

Stomach 위

Pancreas 췌장

Heart 심장

OPTIMA

Small intestine 소장

[치아와 오장]

앞니: 송곳니:어금니 = 2:1:5 = 채소:육류:곡류

영구치는 모두 32개가 있는데, 그중 앞니가 8개, 송곳니가 4개, 어금니가 20개(사랑니 포함)이다. 그중에서 앞니는 채소나 과일을 끊어서 먹는데 사용되므로 비타민과 미네랄을 공급하는 치아라고 볼 수 있다. 송곳니는 고기 등 육류를 물어 끊거나 찢어먹는 데 필요하기에 단백질과 지방을 공급하는 치아이고, 어금니는 평평한 모양을 하고 있어 곡류와 같은 열매를 으깨고 뭉개기에 좋은 구조로 탄수화물을 공급하는 치아라 볼 수 있다. 그러므로 초식동물 중 토끼는 앞니가 발달되어 있으며 사자 같은 육식동물은 송곳니가 발달되어 있고, 소는 어금니만 발달되어 있다. 그리고 음식을 먹을 때 육식동물은 단지 상하운동만을 하지만 인간을 비롯한 초식동물들은 턱을 상하좌우로 움직여 다양하게 씹는다. 정리하면, 사람이 먹는 음식의 비율이 치아 개수의 비율과 같이 채소류 8:육류 4:곡식류 20, 즉 2:1:5로 되어 있으며 이렇게 골고루 먹어야 균형 잡힌 식사가 된다. 사람들의 성격도 송곳니가 발달되어 있는 사람은 육식동물처럼 포악하고, 앞니가 발달되어 있는 사람은 초식동물처럼 성격이 온순하다.

풍치(風齒)의 치료

이는 뼈의 끝에 해당하며 오행배당표에서 신장에 귀속되는 반면, 잇몸은 간장과 관련이 있다. 그래서 양치를 할 때 칫솔모가 빨리 닳아 없어지는 사람은 간열(肝熱)과 신열(腎熱)이 많은 사람이다. 강한 열에 의해 칫솔모가 빨리 닳아 없어지는 것이다. 풍치의 증세 중에 잇몸이 붓고 피가 나고 통증이 생기는 것은 간장의 허열이 잇몸에 몰려서인데 간장과 신장의 건강을 회복하면 풍치 치료도 가능하다.

40여 년이 넘게 대한민국 대표적인 잇몸 치료제로 자리 잡은 모회사의 제품은 주성분이 옥수수 불검화정량추출물이다. 원래 옥수수는 전립선의 치료 및 신장에 좋고 혈관계 질환에 도움을 주는 것인데 이러한 옥수수가 잇몸 약으로 쓰이는 것은 신장과 간장에 도움을 주기 때문이다. 또한 형상학적으로 옥수수가 치아의 모습을 하고 있다는 흥미로운 면도 있다. 우리나라의 민간요법에 따른 옥수수 속대 사용법을 소개한다.

● 생 옥수수를 건조한다(삶거나 먹고 남은 것은 안 됨).

● 알곡을 제거하고 속대만 모은다.

● 속대를 4~5개 모아서 푹 삶는다.

● 대를 푹 삶은 물로 수시로 가글을 하면 치주염과 치통 치료에 좋다. 수시로 복용하면 속대 안의 베타시토스테롤이 남성호르몬과 비슷하므로 전립선 비대와 남성형 탈모 완화에도 도움이 된다. 그러나 다량 복용하면 위장장애가 올 수 있다.

손톱

손톱은 피부의 일부로써, 피부의 맨 끝부분인 각질층과 마찬가지로 90%가 케라틴(keratin)이라는 단백질로 구성되어 있는데, 자라는 주기는 4~6개월이며 자주 사용하는 손가락과 긴 손가락의 손톱이 더 잘 자라고 영양 부족자, 노인, 심한 전신질환 환자, 갑상선 기능 저하 환자 등은 성장이 둔화된다. 손톱은 전체적으로 간장과 담당의 기능에 영향을 받으나 부분적으로는 손톱의 형태나 나타나는 증세에 따라 다른 기관의 건강 상태와 질환을 살펴볼 수 있다.

크고 작음

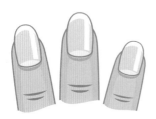

손톱이 크다
: 기(氣)가 좋다

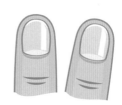

손톱이 작다(손톱보다 살이 더 많다)
: 신장의 기능이 약하다

손톱이 크면 기(氣)가 좋고 의지도 강하다. 반면에 손톱이 작으면 기가 약하고 의지도 약하며 예민하다. 폭이 작으면 감정이 예민하고 날카롭고 비밀도 많은 사람이다.

길고 짧음

손톱은 손가락 첫째 마디 크기의 절반 이상이 되어야 하는데, 손톱
이 길면 성격이 게으르고 결단력이 부족하며 정이 많은 반면, 짧고 넓
은 사람은 간열이 많아 성격이 급하고 자기 주장이 강해 고집이 세다.

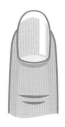 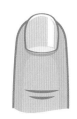

긴 경우
: 성격이 게으르다

짧은 경우
: 성격이 매우 급하다

형태

손톱은 양(陽)으로 보고, 주위의 살은 음(陰)으로 볼 수 있는데, 손
톱이 위로 젖혀지면 음 부족이기에 빈혈이 있고 간장이 약해져 있으며
곤봉형으로 살을 덮어 구부러져 있으면 몸의 기(氣)가 부족한 상태이다.

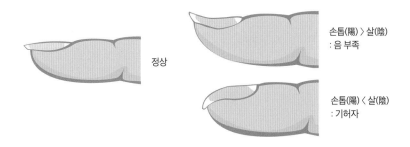

정상

손톱(陽) 〉 살(陰)
: 음 부족

손톱(陽) 〈 살(陰)
: 기허자

색깔

- 하얀색이면 빈혈이나 당뇨, 동맥경화 등 혈액장애가 있다.
- 노란색이면 진균증, 황달, 간장의 기능 장애이다.
- 푸르면 심장병, 폐렴, 기관지염 등 순환기나 호흡기의 이상으로 신체에 산소공급이 잘 되지 않는 것이다.
- 손톱 아래가 암적색이면 어혈이 있거나 콜레스테롤의 과잉 축적 때문이다.
- 검은색이면 신장의 기능 장애가 있거나 방사선 치료, 항암제 등 강력한 약물의 치료 등이 원인이다.
- 손톱의 가장자리가 어둡고 중앙이 흰색을 띠면 간염 등의 간장 질환을 의심해야 한다.

조반월(爪半月, 속손톱, 조근, 爪根)

손톱의 1/5 정도 보이는 것이 표준이며 하얗고 선명해야 건강한 손톱이다. 주로 엄지나 검지에 많이 나타나는데 조반월이 뽀얗게 보이는 이유는 손톱의 다른 부위에 비해 두께가 3배나 되어 피가 비쳐 보이지 않기 때문이다. 이 부위로는 심장과 신장의 기능을 살필 수 있다.

- 조반월이 거의 없는 경우 심장 기능이 약해서 혈액순환이 잘 안 되므로 빈혈 증세가 있고 병약하다. 크기가 손톱의 1/3 이상으로 너무 크면 심장질환이 있거나 고혈압, 뇌출혈 가능성이 있다.
- 새끼손가락에 조반월이 나타나면 아주 건강한 사람이다. 있다가 없어지면 간장 기능이 저하된 것이다.

ⓞ 조반월 옆으로 하얀 선이 나타나면 신장 기능의 저하이다.

ⓞ 조반월이 푸르거나 검은색으로 변하면 죽음에 대비해야 한다.

손톱의 아치

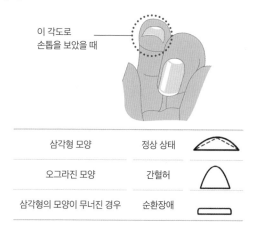

삼각형 모양	정상 상태	
오그라진 모양	간헐허	
삼각형의 모양이 무너진 경우	순환장애	

손톱은 앞에서 볼 때 13° 정도의 아치 모양이어야 정상으로 건강하며 면역이 좋은 것이고, 아기 때는 형성되지 않는다.

손톱의 줄

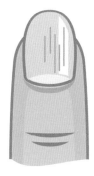

형태	증상
색깔 없는 세로줄	영양 부족
흰색 세로줄	혈관계의 이상
흰색 가로줄	림프관계의 이상
검은 세로줄	간장과 담낭의 이상

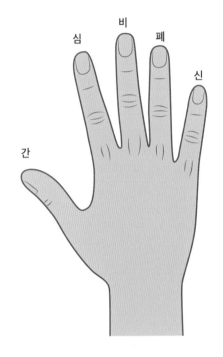

심 비 폐

신

간

손톱에 색깔이 없는 세로줄
이 생기는 것은 영양의 부족이
거나 노화가 진행되는 것이고
근육이 위축된 상태이다. 세로
로 흰색 줄이 많이 보이면 혈관
계의 이상으로 인한 동맥경화,
허혈성 심장질환, 빈혈, 신장의
이상 등이 의심된다.

손톱에 검은 세로줄이 많이
보이면 간장과 담낭의 이상이고
피부암의 하나인 흑색종도 의심
해 보아야 한다. 또한 엄지나 약
지 중 한 손가락만 검은 세로줄이 생기면 간장에 중성 지질을 나타내
며 다른 손가락의 검은 세로줄은 해당 장부에 열이 생겨 혈관의 이상
이 있음을 의미한다.

가로 주름은 폐렴이나 편도염, 중이염 등과 같은 림프순환장애에
의한 질환이 있는 경우이다. 가로 주름이 굵고 커서 층이 지면 가로줄
이 진행된 때에 몸에 큰 수술이나 변화, 생식기의 이상 등이 있었던
것이다.

손톱 표면이 울퉁불퉁하게 변한 것은 손톱의 성장이 일시적으로
멈춘 것에 의한 결과인데 몸에 심한 염증이 있었거나 진행 중인 상태
를 나타낸다. 건선이나 류마티스 관절염의 초기 증상일 수도 있다.

손톱의 점

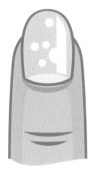

형태	증상
흰 반점	기 허약 미네랄 부족

희끗희끗한 점이 보이는 것은 손톱과 손톱 바닥이 분리되거나 손톱 바닥의 혈관 변화로 하얗게 보일 수 있는데 미네랄 부족이나 신경 쇠약, 숙변 등이 원인이다.

기타 증세

- 손톱이 얇고 손톱 끝이 잘 갈라지고 깨져서 들쭉날쭉해지는 것은 단백질과 철분의 결핍으로 인해 간장에 영양과 혈액이 부족해진 것이다.
- 손톱을 깎을 때 건조하여 딱하고 튀는 것은 간열(肝熱)이 생겨서이다.
- 손톱 중앙이 움푹 들어간 경우는 철분 부족이나 갑상선 질환, 관상동맥질환, 간장질환을 의심해 볼 수 있다.
- 시계 유리 같은 손톱이거나 손톱에 금이 간다면 폐장 기능이 저하되거나 갑상선 기능이 항진되어서이다.
- 손톱 모양이 곤봉처럼 뭉툭하게 변한다면 폐암, 기관지 확장증,

간경변 등의 만성질환과 관계가 있다.

● 손톱이 잘 벗겨지면 우울증, 신경증, 불면증 등과 같은 신경과질환을 의심해 본다.

● 손톱에서 자가면역질환의 증후를 관찰할 수 있다. 자가면역질환자는 감정의 기복이 심하고 기분이 저하될 때 손톱이 잘 자라지 않게 되는데, 때에 따라 손톱에 홈이 파인 것이 많이 나타나기도 하고, 손톱이 이동하면서 염증을 일으켜 손톱 주변의 살이 부어오르거나 빨갛게 변하기도 한다.

· 잠시 쉬어가기 ·

손톱의 건강 관리

부드럽고 광택이 나며, 선홍색을 띠고 반듯한 것이 건강한 손톱이다. 그런
데 손톱이 약해지면서 오는 모양의 변형이나 색의 변화 등을 감추기 위해
매니큐어 등을 바르게 되면 손톱은 숨을 쉴 수가 없어서 점점 영양 부족의
상태가 된다. 따라서 간장의 기능도 떨어진다고 볼 수 있다. 손톱에 변화가
오면 자연 상태로 방치하고 간장의 기능 개선과 아미노산, 칼슘 등 적절한
영양소의 섭취로 회복하는 것이 좋다. 잘 치료가 되지 않는 조갑백선도 이
러한 방법으로 손톱의 영양을 개선하면 손톱 스스로 곰팡이를 물리쳐 치
료할 수 있다.

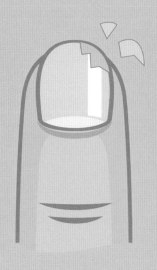

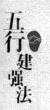

五行
建
強
法

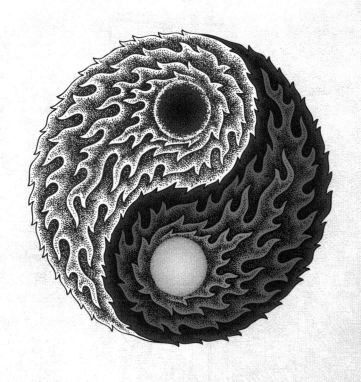

- 부록 -

PART 2

사계절과 음양

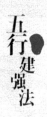

五行 建強法

지구는 천체의 흐름에 따라 공전과 자전이 끊임없이 반복되는데, 이에 따라
춘하추동 사계절이 뚜렷하게 있는 곳에 사는 사람의 체질은 계절에 따른
기후 변화와 에너지의 영향을 받게 되어 사계절과 깊은 관련성을 갖게 되는 것은
당연한 것이다. 인체에 나타나는 질환과 증상이 음양의 부조화에서
비롯되는 것임을 알면 각 계절의 음양 변화에 따른 체질의 변화를 파악하는 것은
질환에 대한 예방과 치료에 많은 도움이 되리라 본다. 그래서 본장에서는
간단하게나마 계절변화가 체질에 미치는 영향력을 살펴보고 판단기준을 알아본다.

계절의 음양

더운 지방이나 추운 지방에 사는 사람들의 체질을 보면 그 기후 특성에 따라 다른데, 이것은 우리 인체가 외부의 환경에 대응하고 순응하면서 결과적으로 다른 생리작용을 하기 때문이다.

계절에도 양(陽)이 성(盛)해지는 시기와 음(陰)이 성해지는 시기가 있는데, 양이 왕성해지는 시기는 춘분(양력 3월 20일경)에서 추분(양력 9월 20일경) 사이다. 이때는 오행 중 목(木)과 화(火)의 기간으로 모든 것이 동적(動的)이며 적극적이고 생장·발달한다. 양의 기운이 많은 사람은 이 시기에 인체의 기가 밖으로 몰려서 계절의 양과 어울려 양증의 질병이 오기 쉽다. 인생에서 자라는 시기인 아이들과 젊은이는 계절적으로 봄과 여름에 탈이 많이 난다.

반면, 음이 왕성해지는 시기는 추분(양력 9월 20일경)에서 춘분(양력 3월 20일경) 사이이며 이때는 오행 중 금(金)과 수(水)의 기간으로 모든 것이 정적이며 소극적이다. 장년층의 사람과 노인의 병은 가을과 겨울에 악화되고, 특히 노인의 노화로 인한 자연사(自然死)는 음의 기운이 가장 왕성한 추운 겨울밤에 많이 발생한다. 장례식장도 겨울철과 봄철이 가장 바쁘다.

남녀 간의 궁합을 볼 때 태어난 계절이 한 사람이 양이면 상대는 음이 되어야 균형에 맞다. 같은 계절에 태어난 사람끼리 만나는 것은 좋은 궁합이라 할 수 없다.

계절에 따른 인체의 변화

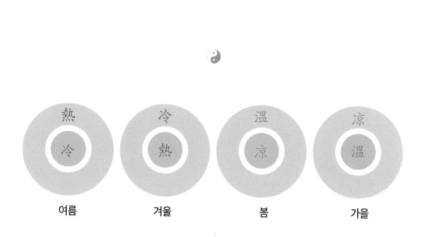

동양의학에서는 인체의 겉과 속을 표리(表裏)라는 개념으로 설명하는데, 사람은 항온동물(恒溫動物, homoiothermic animal)이므로 인체는 항상성(homeostasis)을 유지하기 위해 표리한열(表裏寒熱)을 조절한다. 즉 겉이 차가워지면 속이 뜨거워지고, 겉이 뜨거워지면 속이 차가워지며 항상성을 유지한다. 따라서 계절에 따라 인체가 반응하는 특징은 다음과 같다.

여름

여름에는 인체의 기가 바깥으로 몰린다. 따라서 몸 바깥쪽의 위기(衛氣, 섭취한 음식물의 영양분이 신체를 지켜주는 기운)가 세어지고, 장기에 흐르는 영기(營氣)가 약해지면서 신체 외부적으로는 땀이 많이 나고, 내부적으로 장기가 약해져 소화 장애 등이 생긴다. 즉 더운 날씨에 의해 손발과 체표의 혈관이 팽창하고 겉이 뜨거워지는 반면 뱃속은 상대적으로 차가워진다.

표리에서 이(裏, 내부)의 개념은 위장관이므로 이에 따라 적절한 계절별 음식을 선택할 수 있는데, 여름에는 속이 냉하므로 따뜻한 음식을 먹어야 한다. 옛 조상들이 더운 복날에 먹었던 음식인 닭이나 개는 뜨거운 성질의 여름철 보양식으로 이열치열(以熱治熱)하는 선인들의 지혜다. 늘 더운 계절에 속해 있는 인도인들은 속이 냉하므로 더운 음식인 카레를 즐겨 먹는다.

반면에 여름에 찬 음식을 먹으면 자꾸 배탈이 난다. 여름에 나는 과일은 자연의 섭리대로 찬 음식으로 분류되는데 여름에 과일을 많이 먹거나 얼음, 아이스크림, 냉면 등을 많이 먹게 되면 속이 더욱 차가워져 배탈이 나는 것이다.

여름철에 산부인과 환자가 늘어나는 것도 여성의 속이 냉해지기 때문인데 '냉대하(冷帶下)'의 한자 개념이 '허리에 도는 대맥(帶脈)[69]의 아래가 냉하다'는 뜻이다. 여름에 땀을 많이 흘려야 피부는 고표(固

---

69 기경팔맥(奇經八脈)의 하나. 옆구리의 장문혈(章門穴) 부위에서 시작하여 허리를 한 바퀴 돌면서 몸통을 지나는 모든 경맥을 띠처럼 묶어준다. 대맥에 병이 생기면 배가 더부룩하게 불러 오르고 물속에 앉은 느낌이며 여자는 하복통과 월경이 고르지 못하고 이슬이 생긴다. 대맥에는 담경(膽經)의 대맥(帶脈), 오추(五樞)·유도혈(維道穴) 등 교회혈(交會穴)을 가지고 있다(한의학대사전).

表)[70]가 되어 단단해지는데, 피부가 단단해지면 피부와 오행배당표에서 같은 금(金)에 속하는 폐장이 튼튼해지고 면역력이 키워져 가을에 사(邪)가 들어와도 감기에 걸리지 않는다. 즉 여름에 더위를 피하느라 에어컨에 너무 오래 노출되면 땀을 흘리지 않게 되고 피부가 단단해지지 못해 가을에 감기나 폐장 질환이 쉽게 오게 된다.

겨울

겨울에는 차가운 날씨에 의해 손발이나 체표의 혈관이 수축하고 신체 겉의 온도가 떨어지면 오히려 속은 혈액 공급이 용이해지면서 뜨거워지고 인체의 기는 안으로 몰린다. 따라서 겨울에 혈액이 안으로 몰려가므로 피부 쪽은 혈 부족이나 영양 부족으로 건조해지고 상하게 되어 아토피, 건선 등이 심해진다. 노인들이나 아토피 환자들이 겨울이나 밤에 특히나 가려워 잠을 못 자는 이유이다.

겨울에는 속이 뜨거워지기에 찬 음식이 보양식이다. 전통적으로 냉면, 얼음이 둥둥 떠 있는 동치미, 메밀국수는 모두 겨울 음식이었다. 동지(冬至)에는 팥죽을 먹는 풍습이 있다. 동지는 일 년 중에 밤이 가장 긴 날인데 겨울이므로 음 중의 음을 의미한다. 이때는 인체의 기가 안으로 몰려 속이 뜨거워지는데 팥은 찬 음식이기에 동지에 단팥죽을 먹는 것이다. 붉은색으로 단지 귀신을 쫓아낸다는 음식이 아니라 계절의 변화에서 인체의 건강을 지키려는 옛 선인들의 지혜다.

---

[70] 위기(衛氣)를 튼튼하게 하는 치료 방법이다(한국전통지식포탈).

봄

봄에는 여름만큼은 아니지만 기가 겉으로 몰리므로 표는 따뜻하고(온, 溫) 속은 서늘해진다(량, 凉). 따라서 따뜻한 성질의 음식을 주로 먹어야 건강을 지킬 수 있다.

가을

가을에는 겨울만큼은 아니지만 기가 안으로 몰리므로 겉이 서늘해지고 속이 따뜻해진다. 따라서 서늘한 성질의 음식을 주로 먹어야 건강을 지킬 수 있다.

1 『동의보감(1590~1610년 편찬, 1613년 출판)』, 이제마

2 『황제내경(BC 722~221)』, 작가 미상

3 『동의수세보원(1894)』, 이제마

4 『동서의학원론(1996)』, 김창욱, (주)온누리 건강

5 『기초한의학(1991)』, 배병철, 성보사

6 『현대 의료와 한방약(2012)』, 타니 다다토, 동국대학교 출판부

7 '8체질 나라' 네이버 카페

8 blog.naver.com/duckhee2979

9 옵티마케어(edu.optimacare.co.kr)

10 『고혈압은 병이 아니다(2015)』, 마쓰모토 미쓰마사, 에디터

11 『얼굴을 보면 병이 보인다(2008)』, 야마무라 신이치로, (주)에스에스엠티유

12 『신기원의 꼴관상학(2011)』, 신기원, ㈜위즈덤하우스

13 『내 몸 공부(2017)』, 엄융의, ㈜창비

14 『알기 쉬운 사상의학(1993)』, 송일병, 사상사

15 '사상체질 8체질' 네이버 카페

16 '하늘 건강법' 다음 카페

17 『한의학 개론(2010)』, 김규열, 배병철, 성보사

18 『김또순의 육기체질-상(2015)』, 김또순, 육기체질학회

병을 이기는 건강법은 따로 있다

초판 1쇄 발행 2018년 9월 27일

지은이 | 조기성
펴낸이 | 정광희
편 집 | 정혜윤
본문 디자인 | 디자인 [연:우]

펴낸곳 | SISO
주 소 | 경기도 고양시 일산서구 일산로635번길 32-19
출판등록 | 2015년 01월 08일 제 2015-000007호
전 화 | 031-915-6236
팩 스 | 031-5171-2365
이메일 | sisobooks@naver.com

ISBN 979-11-954846-9-0   13510